智慧医康养模式与创新

李冠军◎著

中国财经出版传媒集团
中国财政经济出版社
北 京

图书在版编目（CIP）数据

智慧医康养模式与创新/李冠军著 . –– 北京：中国财政经济出版社，2024.3（2024.4 重印）

ISBN 978-7-5223-2874-4

Ⅰ.①智… Ⅱ.①李… Ⅲ.①医疗保健事业—研究—中国 ②养老—社会服务—研究—中国 Ⅳ.① R199.2 ② D669.6

中国国家版本馆 CIP 数据核字（2024）第 027313 号

责任编辑：陆宗祥　　　　　　　　责任印制：张　健
责任设计：卜建辰　　　　　　　　责任校对：胡永立

智慧医康养模式与创新

ZHIHUI YIKANGYANG MOSHI YU CHUANGXIN

中国财政经济出版社 出版

URL：http：//www.cfeph.cn

E–mail：cfeph @cfemg.cn

社址：北京市海淀区阜成路甲 28 号　邮政编码：100142

营销中心电话：010–88191522

天猫网店：中国财政经济出版社旗舰店

网址：https：//zgczjjcbs.tmall.com

中煤（北京）印务有限公司印刷　各地新华书店经销

成品尺寸：165mm×238mm　16 开　11.75 印张　152 000 字

2024 年 3 月第 1 版　2024 年 4 月北京第 2 次印刷

定价：49.00 元

ISBN 978-7-5223-2874-4

（图书出现印装问题，本社负责调换，电话：010–88190548）

本社图书质量投诉电话：010–88190744

打击盗版举报热线：010–88191661　QQ：2242791300

序
Preface

　　人口老龄化是社会发展的重要趋势，是人类文明进步的重要体现，也是我国今后较长一个时期的基本国情。自2000年我国进入老龄化社会以来，老年人口规模逐年扩大、老龄化程度日益加深。据国家统计局统计公报，截至2023年年底，我国60岁及以上的老年人口数量为2.97亿人，占全国人口的21.1%，其中65岁及以上的老年人口数量为2.17亿人，占全国人口的15.4%。据预测，2035年左右，我国60岁及以上老年人口将突破4亿人，在总人口中的占比将超过30%，进入重度老龄化阶段。人口老龄化进程加速将对我国经济社会的发展带来全面、深刻、广泛的影响。

　　如何应对人口老龄化，事关国家发展全局和亿万人民福祉。以习近平同志为核心的党中央高度重视老龄工作，党的十九届五中全会将积极应对人口老龄化上升为国家战略，为"十四五"乃至更长时期应对人口老龄化指明了方向。2024年1月，国务院办公厅印发《关于发展银发经济增进老年人福祉的意见》，统筹推动养老事业和产业协同发展，促进多元业态深度融合，把积极老龄观和健康老龄化理念融入经济社会发展全过程。

　　应对人口老龄化，最重要的是促进和实现健康老龄化，把促进老年人健康作为应对人口老龄化的重要组成和重大措施来安排，把基于健康管理、医养结合的养老模式作为养老服务体系建设的核心内容。近年来，随着人民生活水平的提高以及互联网、大数据、人工智能等信息技术在医疗、健康、养老服务领域的应用和快速发展，提供高质量的养老服务面临着一些新的挑战和机遇。比如，如何满足老年人日益增长的多元化、差异化、个性化的养老需求？如何厘清医疗服务体系、养老服务体系、老年健康服务体系三者之间的逻辑关系？如何充分利用互联网、人工智能、大数据等新技术创新养老服务模式？如何推进政府部门、医疗健康、养老服务、保险等机构的数据共享和业务协同，以及如何确保老年人的个人隐私和数据安全？《智慧医康养模式与创新》一书很好地诠释了这些挑战，并给出了问题的解决路径和实践案例。

本书作者长期从事科技和信息化工作，在新一代信息技术与医疗、养老行业的融合发展方面进行了富有成效的研究和实践探索。以互联网、大数据、物联网、人工智能等信息技术为支撑，设计了"颐港通"智慧医康养平台，将智慧化的产品和服务融入养老服务的全过程，实现了医疗服务、健康管理与养老服务的业务协同，构建了一个新型的医康养服务体系，取得了满足老年人全方位、多样性、个性化需求的良好运营效果。

在本书中，作者从实践者的角度，提出了智慧医康养模式的概念，阐述了智慧医康养平台的构建，提出了虚拟养老社区的实现模式，并对智慧医康养模式的创新方向和发展趋势进行了展望。本书有理论、有实践，抓住了当前养老的前沿性、趋势性问题，对我启发良多，也希望本书能够引发医康养行业的从业者、研究者更多的思考。

中国老年学和老年医学学会会长 刘维林

2024年1月

自序
Author's Preface

　　人口老龄化是人类社会发展到一定阶段的必然结果，是当前乃至今后一个时期我国社会的一个重要特征，是关系我国未来发展的一个重大问题。我国是世界上老年人口规模最大的国家，也是世界上老龄化速度发展最快的国家之一。习近平总书记在党的二十大报告中指出，"实施积极应对人口老龄化国家战略，发展养老事业和养老产业，优化孤寡老人服务，推动实现全体老年人享有基本养老服务"。随着人口老龄化的加剧，我国老年人的健康养老问题日益凸显。面对人口老龄化的挑战，推进健康老龄化是应对人口老龄化的关键。《"十四五"健康老龄化规划》（国卫老龄发〔2022〕4号）提出，创新连续性服务模式，为老年人提供疾病预防、诊断、治疗、康复、护理等一体化、连续性的医疗服务，增加医养结合服务的供给，完善慢性病保障机制。近期，国务院办公厅印发《关于发展银发经济增进老年人福祉的意见》，提出要推动有效市场和有为政府更好结合，促进事业和产业协同，加快银发经济规模化、标准化、集群化、品牌化发展，培育高精尖产品和高品质服务模式，让老年人共享发展成果、安享幸福晚年，不断实现人民对美好生活的向往。这为养老产业和养老事业新业态的创新发展提供了重要的政策支持和方向指引。

　　随着互联网、物联网、云计算、大数据等现代科学技术的发展，利用信息技术整合传统养老资源的智慧养老服务新业态在世界范围内快速发展。智慧养老是在传统养老产业基础上，深度融合应用新一代信息技术孕育出的新兴服务业态，包括智慧老年用品、智慧老年医疗、智能养老家政、智能养老监测等智慧型、适老化养老产品及服务，具有产品形态丰富、适应养老需求、用户黏性强、产业成长性高等特点。在人口老龄化和养老智慧化背景下，结合最新的医疗技术、健康管理理念和养老服务模式，智慧医康养模式应运而生，这是一种全新的医疗健康养老服务模式。该模式以提高老年人的生活质量和健康水平为目标，以互联网、大数据、物联网、人工智能等信息技术为支撑，将医疗康复、健康管理、养老照护等产品和服务融入养老服务全过程，实现了对医疗和健康养老资源的优化配置，提高了医疗和健康养老服务的质量和效率，满足老年人全方位、多样性、个性化需求的新型养老服务模式。

本书分为6章：第1章，分析了我国人口老龄化现状与趋势，探讨了促进健康老龄化的理念和路径，提出了智慧医康养模式；第2章，介绍了智慧医康养的支撑技术及应用，结合银发经济的发展分析了智慧养老相关产品和服务，探讨了智慧医康养产业发展现状和产业生态体系；第3章，结合智慧医康养的服务需求，进行了智慧医康养的场景设计和功能设计；第4章，通过具体分析智慧医养融合创新和智慧康养融合创新，构建了智慧医康养模式，并提出了虚拟养老社区的实践方向；第5章，从河北港口集团培育发展医疗健康产业的实践出发，介绍了"颐港通"智慧医康养平台建设的实践案例，并提出推广和复制方向；第6章，提出了智慧医康养模式的创新方向，并从养老服务普惠化、养老产品智能化、养老产业生态化三个方面，对医康养产业发展进行了展望。

目前，我国银发经济产业生态体系日渐完善，养老服务模式与养老产品功能类型不断创新，产业外延和市场空间不断扩大，未来发展潜力巨大。本书提出的智慧医康养模式及实践案例，具有一定的可复制、可推广价值，笔者希望能够对从事养老事业和养老产业的研究者、从业者和相关企事业单位具有一定的参考意义。

李冠军

2024年2月

目录
Contents

第1章 健康老龄化：养老服务高质量发展

人口老龄化已成为一个全球性的现象，我国老龄化速度不断加快。党的二十大报告提出，实施积极应对人口老龄化国家战略，发展养老事业和养老产业，推动实现全体老年人享有基本养老服务。如何提供高质量的养老服务是我国当前面临的一项重要课题。

1.1 人口老龄化现状与趋势

1.1.1 人口老龄化的特点

人口老龄化不仅是社会发展的一个显著趋势，也反映了人类文明的进步，并成为我国未来发展的一个基本特征。自1999年起，我国进入了老龄化社会，随着老年人口的不断增加和老龄化程度的加深，深入理解人口老龄化的现状及其对社会经济带来的机遇和挑战对于推动养老事业的高质量发展显得尤为重要。

根据联合国关于老龄化的分类标准，一个国家或地区若其60岁及以上人口占总人口的比例超过10%，或65岁及以上人口占比超过7%，则被视为进入轻度老龄化阶段。若60岁及以上人口占比超过20%，或65岁及以上人口占比超过14%，则意味着进入了中度老龄化阶段。而当60岁及以上人口占比超过30%，或65岁及以上人口占比超过21%，则表明已经进入重度老龄化阶段。根据国家统计局的最新数据，截至2023年年末，我国60岁及以上人口为29697万人，占全国总人口的21.1%；65岁及以上人口为21676万人，占全国总人口的15.4%。[1]这表明我国目前已经步入中度老龄化社会。

人口老龄化对国民经济运行、社会建设、社会文化乃至我国综合实力和全球竞争力产生了广泛影响。有效应对我国人口老龄化对于我国发展全局、人民群众福祉和社会和谐稳定具有重大作用，对全面建设社会主义现代化强国具有深远意义。

老龄化是我国经济持续进步和人口生产方式变化的直接结果，受到低生育率和人均寿命延长的双重影响，它已成为一个全球性现象。近年来，我国人口老龄化呈现出老年人口的绝对数量庞大、老龄化进程迅速、空巢现象日益严重、数字化使用程度不断提升、老年人健康意识和整体素质显著提高等特点和趋势，这些因素导致我国面临更加复杂、严峻的老龄化挑战。

（1）老年人口规模巨大。

在全球范围内，我国的老年人口规模居世界首位，每四个老年人中就有一位是中国人。预计到2030年左右，我国60岁及以上的老年人口将超过4亿人，占总人口的比例将超过30%，届时我国将正式进入重度老龄化阶段。[2]

（2）老龄化速度极快。

相比于发达国家，我国的老龄化进程更为迅速。法国从轻度老龄化进入中度老龄化用了126年，英国用了46年，德国用了40年，而我国仅用了22年。未来30多年，我国将进入老龄化快速深化的阶段。

（3）高龄化与空巢化现象严重。

截至2020年，我国80岁及以上的老年人已超过3660万人，失能老年人超过4200万人。空巢和独居老年人超过1.18亿人，预计到2050

年这一数字将增加到近2.62亿人。[3]空巢和独居老年人的数量快速增长，家庭结构的小型化和少子化趋势，加剧了家庭养老功能的弱化。

（4）城乡及区域差异显著。

随着工业化和城镇化的快速发展，我国农村地区的老龄化程度显著高于城镇。第七次全国人口普查结果显示，到2020年，农村60岁及以上人口的比例达到23.81%，比城镇高出近8个百分点。[4]东北、长三角、川渝等地区的老龄化问题更为严重。

（5）老年人健康意识增强。

根据国家卫健委的数据，目前我国有超过1.9亿老年人患有慢性疾病，其中75%的老年人患有至少一种慢性病。[5]随着社会的发展和健康意识的提升，老年人越来越注重养生和生活质量，对健康养老服务的需求大幅增长。

（6）网络购物消费扩大。

截至2021年12月，我国60岁及以上的老年网民已超过1.19亿人，占网民总数的11.5%，老年人成为数字化发展的重要群体。伴随智能手机的普及，老年人使用移动电商平台的频率也在增加。2022年1月，淘宝中老年人的月活跃用户规模同比增长了43.3%，显示出老年人网络消费群体的快速增长。[6]

（7）人口素质提升。

第七次全国人口普查结果显示，在60岁及以上的人口中，高中及以上教育程度的人数达到3669万人，占比13.9%，相较于十年前增加了4.98个百分点。随着老年群体教育水平的提升，他们对文化娱乐、体育活动、旅游等领域的消费需求明显增加。

（8）"未富先老"问题凸显。

随着老龄化程度的加深，养老负担加重，养老金缺口持续扩大，引发了劳动力短缺、医疗压力加重、养老保险支出增加等一系列问题。

这些问题给公共服务供给和社会保障制度的可持续发展带来了严峻挑战。

1.1.2 老龄化社会

（1）老龄化社会的挑战。

随着老龄化的加剧，我国正面临高龄化、空巢化、独居化等一系列严峻的社会现实。老年人的健康问题日益显著，对医疗护理和健康服务的需求日增，给社会的各个方面带来了巨大冲击，增加了社会压力，对社会稳定和可持续发展构成了多重挑战。同时，失能、失智、失语等问题在老年人群体中的增加，也给家庭和社会带来了更大的压力和挑战。

①养老保障体系面临巨大压力。我国的养老保障体系主要面临着养老保险统筹水平和层次不高、养老金基金可持续性面临压力、养老保障发展不平衡等挑战。随着老年人口的增加，养老金的缴费者数量减少，领取者数量增多，导致养老金缺口不断扩大，养老金的供需矛盾日益尖锐。

②医疗服务需求急剧增长。随着年龄增长，高血压、心脑血管病、恶性肿瘤、糖尿病、肾脏病等慢性非传染性疾病成为威胁老年人健康的主要原因。我国目前面临医疗资源短缺、医疗保障制度覆盖面不足、政府投入相对有限、医疗服务可及性较差等问题，这些因素制约了医疗服务供给，影响了老年人的健康状态和生活质量。

③家庭养老责任和社会关系受到深远影响。随着老年人口的增加，家庭支持和照料责任加重，家庭成员面临更大的经济、时间和心理压力。家庭小型化和家庭养老功能的弱化，导致老年人面临孤独感、社交孤立和心理健康问题。

④劳动力市场和经济发展面临挑战。老年人口增加引起了劳动力

市场的变化，影响了社会生产力和经济发展。劳动年龄人口的减少加剧了劳动力市场的供需矛盾，老年人口的消费需求减少，拉低整个社会的消费水平，进而影响经济增长速度。

总体而言，老龄化对养老保障、医疗服务、家庭结构和社会关系、劳动力市场和经济发展等方面产生了深远的影响。面对人口老龄化的挑战，我们必须采取积极的应对措施，只有通过全社会的共同努力和合作，才能建设一个更加和谐、健康、幸福的老龄化社会。

（2）老年人服务需求。

随着我国老龄化进程的加快，养老服务需求已经成为社会关注的焦点。老年人的生活需求呈现出从医院到养老机构，再到社区、家庭的循环过程。未来的养老服务将以客户、老年人和家庭为中心，跨越所有物理空间的限制，提供全流程、全时空的服务。通过充分利用信息技术，打破服务孤岛，实现医院、养老机构、社区、家庭信息的无缝连接，将整个养老服务流程形成一个完整的闭环，这样的服务模式将更有效地满足老年人的多元化需求，提升养老服务的整体质量和效率。

①医疗保健服务需求。随着年龄的增长，老年人患慢性疾病的风险相应增加，这些疾病通常需要长期的医疗服务和持续的药物治疗，从而导致对医疗资源的需求大幅增加。同时，随着"健康中国"战略的深入实施，"全生命周期"健康管理的理念也日益被广泛接受，这增强了人们对健康管理和预防保健的需求，有助于更早地预防和管理慢性疾病以及其他常见病。此外，老年人对专业健康服务的需求也在持续增长，这些服务的增长不仅体现了老年人对于更高生活质量的追求，也反映出健康服务市场的发展潜力。

②精神慰藉服务需求。随着年龄的增长，老年人的情绪管理成为一个重要的议题。孤独感、悲伤感、落寞感、失落感以及对生活状况

的落差感等情绪问题，常常困扰着老年人，对他们的身心健康产生不利影响。在关注老年人身体健康的同时，他们的精神需求同样重要。提供适当的精神慰藉和心理支持，可以帮助老年人更好地适应退休生活，增强他们的自尊和自信，提高生活满意度。为老年人提供综合性的心理健康支持和服务，不仅能帮助老年人处理复杂的情绪问题，还能为他们的晚年生活增添更多的色彩和活力。

③社交活动服务需求。在社会快速发展的背景下，老年人的生活方式也经历了显著的变化，为他们提供了更多的社交机会和交流平台。老年人通过参与各种文化娱乐、教育培训、旅游观光等形式的社交活动，不仅可以建立新的社交圈和生活圈，有效减轻他们的寂寞和孤独感，还可以加强与他人的联系和情感纽带，增加社会互动和合作，从而实现自身价值。这不仅有利于个人的幸福感和社交满意度的提升，也有助于打造一个更加和谐融洽的社会环境。

④康养照护服务需求。随着老年人自理能力的逐渐减弱，他们对生活照料的需求愈发强烈，期望得到全方位的关怀和照料。特别是对于失能和半失能的老年人而言，医疗护理和长期照料需求日益增长，这类服务不仅涉及日常生活的基本照料，还包括医疗、康复等多方面的专业护理。

⑤适老化居住服务需求。实施居家适老化改造是积极应对人口老龄化的关键策略之一，对于推动健康老龄化发展、满足老年人对美好生活新期待具有重要意义。通过对老年人家庭的生活空间进行合理调整和改造，可以显著提升他们的居住条件，增加居住安全度和舒适度。同时，利用养老智慧管理服务平台的优势，推动居家养老服务的信息化和智能化发展，不仅能够提高老年人的生活质量，还有助于他们保持更高的独立性和自主性。

总之，随着老龄化进程的加速，老年人对养老服务的需求日益增加，这已经成为一个重要的社会问题。我们应当从医疗健康、心理支持、社交活动、康复护理以及适老化改造等多方面出发，为老年人提供全面而高质量的服务。这不仅是对老年人的关怀和尊重，也是为了构建一个更加和谐和包容的社会环境。

（3）养老市场机遇。

在我国人口老龄化的背景下，一个庞大的养老消费市场正在逐渐形成。针对这一老龄化市场，推动养老服务的升级和开发新的消费潜力，不仅是保障和改善民生的关键举措，也是扩大内需、培育社会经济发展新增长点和新动能的重要推动力。根据《"十四五"国家老龄事业发展和养老服务体系规划》，预计到2030年，国内养老产业市场规模将达到20万亿元。据预测，到2025年，我国老年人的年人均消费将达到2.5万元，到2030年将增长至3.9万元，人均年消费增速达到9.4%，超过了普通行业的增速。未来，我国的养老行业将拥有巨大的发展潜力。

①养老服务需求增长迅速。随着老年人口的持续增长，养老服务行业迅猛发展，养老服务需求也呈现出多样化、多元化和个性化的趋势。这种变化为养老产业提供了巨大的市场机会，推动了该行业的快速发展。

②养老金市场前景广阔。从我国养老金市场的规模来看，个人养老市场展现出巨大的发展潜力，其资金规模庞大且稳定性强。相较于国际上发达国家的资本市场，养老金的占比通常为20%—30%，而我国这一比例约为1%。这一显著差异凸显我国养老金市场所具备的广阔发展空间。

③家用医疗器械市场潜力巨大。随着人们收入和健康意识的提高，医疗卫生领域的重心正在向康复、保健和预防转变。由于慢性病的高发，老年人群对健康安全服务的需求急剧增长，其中，与老年病和慢

性病相关的家用医疗设备尤为重要。据《医疗器械蓝皮书》预测，到2025年，我国医疗器械市场规模有望达到1.4万亿元，成为全球最大的医疗器械市场。[7]

④老年人网购消费需求旺盛。截至2021年12月，我国互联网普及率已达到73%，其中60岁及以上的老年人的互联网普及率为43.2%。[8]随着数字生活的普及，老年人的互联网使用率迅速增长，他们的线上消费量也持续上升。老年人群在网购方面变得更加活跃，兴趣多元，追求时尚，注重养生和旅游。预计未来，老年人在线购物的市场规模将进一步扩大。

⑤智能化养老服务设备需求广阔。我国每年有超过4000万老年人经历跌倒，其中一半发生在家庭环境中，因此老年人对居住环境进行适老化改造和智能家居建设的需求迫切。随着智能设备的普及，针对老年人的保障设备市场正在以每年超过20%的速度增长，智能家居市场将催生数千亿元人民币的新蓝海市场。

⑥老年文化娱乐市场快速增长。随着生活水平的提高，老年人对文化、娱乐、休闲等服务的需求不断增强，其消费能力稳步提升。目前，我国老年人休闲旅游消费市场规模达到了1.1万亿元，老年电商、保健产品、养老机构、文化娱乐等领域的消费市场规模均在千亿元以上。

综上所述，老龄化社会带来的需求与机遇是多元的，需要政府、企业和社会各方共同努力，抓住机遇，应对挑战，推动老龄化社会的可持续发展。

（4）应对人口老龄化的措施。

为积极应对人口老龄化，培育经济发展新动能，提高人民生活品质，2024年1月11日，国务院办公厅印发《关于发展银发经济 增进老年人福祉的意见》。发展银发经济，满足老年人多方面需求，妥善解决人口老龄化带来的社会问题，事关国家发展全局，事关人民福祉。推动有效市场和有为政府更好结合，促进事业产业协同，培育高精尖产品和高品质服务模式。

①建立健全养老保障体系，盘活养老存量资金。政府应加大对养老保障的投入，建立多层次的养老保险体系，并积极培育银发经济。同时，制定和完善个人养老投资相关基金的配套规范制度，保证个人养老投资运营安全、规范；发展具有养老功能的专业养老金融产品，满足老年群体对养老金融产品的多元化需求。

②优化养老服务供给，实现多元化养老需求。加大以居家为基础的多元化养老服务有效供给，支持社会资本投入成立养老机构，逐步形成以社会力量为主的多元化养老服务格局。建立健全"基本养老有保障、普惠养老有选择、特色养老有供给"的养老服务供给体系。

③加强医疗健康服务，建立健全老年人医疗健康服务体系。《"十四五"健康老龄化规划》提出构建优质、高效的整合型医疗卫生服务体系，提供包括健康教育、预防保健、疾病诊治、康复护理、长期照护、安宁疗护等在内的老年健康服务。这就需要提高医疗服务的质量和效率，确保老年人能够获得及时、高质量的医疗照顾。

④倡导健康生活方式，提高老年人的精神和文化生活。老年人应当注重保持健康的生活方式，积极参与体育锻炼和文化活动，维持良好的身心健康状态。通过开展各种健康教育活动、文化活动、社区活动和志愿服务活动，提高老年人的文化素质、健康意识和健康素养，丰富老年人的精神文化生活，全面提高老年人的生活品质和健康寿命。

⑤改善老年人的生存环境，大力促进适老化改造。加大对老年人居住环境改善的力度，推动适老化改造的进程。以老年人的实际需求为导向，强化产业支持和市场激励，加速发展家庭适老化改造市场。

⑥发展智慧养老服务体系，拓展老年人消费市场。利用信息技术的优势，发展"互联网+养老"的智慧养老服务体系。这样的体系可

以提升老年人对数字技术的使用意愿和能力，通过线上线下的融合，构建多样化、多元化的消费体验，确保老年人享有高质量且有尊严的退休生活。

总之，应对老龄化的挑战需要全社会的共同努力和协作。政府、企业、社会组织和每个个体都应发挥各自的作用，共同应对老龄化带来的挑战。通过实施这些综合性措施，我们可以构建一个更加和谐、健康和幸福的老龄化社会，从而确保老年人得到应有的尊重和照顾。

1.2　健康老龄化

1.2.1　健康老龄化的内涵

健康老龄化是国际社会最早提出来的具有广泛影响的政策理念和框架。健康老龄化并不只是躯体健康、生理健康，健康老龄化要求老年人参与社会、发挥潜能，成为一种资源。世界卫生组织于2015年10月发布《关于老龄化与健康的全球报告》，进一步诠释了健康老龄化的概念内涵和政策导向，健康老龄化被定义为发展和维护老年健康生活所需的功能发挥的过程。[9]

我国在实施健康老龄化的过程中，已出台了一系列纲领性文件。2016年的《"健康中国2030"规划纲要》和2019年的《国务院关于实施健康中国行动的意见》，为这一进程提供了具体的指导方向和考核方案。在应对老龄化的挑战时，我国强调积极、全面的态度，致力于改革和完善与老龄社会相适应的治理方式和制度设计。这不仅是对老年人的尊重，更是对生命质量的深度思考和社会发展的全面规划。

实现健康老龄化是应对人口老龄化挑战的关键策略之一。健康老龄化不仅是老年人福祉的提升，也是社会可持续发展的重要组成部分，具有重要意义。

（1）推进健康老龄化可以维护社会的稳定和繁荣。

老年人作为社会的重要组成部分，他们的身心健康状况直接关系到社会的稳定和发展。如果老年人能够得到及时、有效的医疗保健和服务支持，他们就能够保持身体健康、减少疾病的发生率，从而减轻家庭和社会负担。这不仅有助于提升老年人的生活品质，也有助于营造一个更加和谐、稳定的社会环境。

（2）推进健康老龄化可以提高经济的活力和竞争力。

健康的老年人具有更高的劳动能力和创造力，可以为经济发展做出更大的贡献。同时，老年人的健康状况也会影响消费市场的需求和供给，进而对经济增长产生积极的影响。因此，通过推进健康老龄化，我们可以充分利用老年人力资源，促进经济的发展和创新。

（3）推进健康老龄化可以保障个人的权益和尊严。

在老龄化社会中，老年人面临着身体机能衰退、疾病缠身等问题，需要得到更多的关注和支持。通过建立完善的医疗保健体系和服务网络，老年人可以得到及时、有效的治疗和护理，避免因病致贫或因病返贫的情况发生。这不仅有利于保障老年人的基本生存权和生活质量，也有助于实现社会的公平和正义。

（4）推进健康老龄化可以传承优秀的传统文化和精神财富。

"敬老尊贤"一直是中华民族的传统美德之一。通过弘扬孝道文化、倡导敬老爱老的风尚，我们可以让老年人感受到社会的尊重和关爱，增强他们的归属感和幸福感。同时，这也是一种重要的文化传承方式，可以帮助我们更好地保护和传承中华文化的精髓。

总之，推进健康老龄化不仅是应对人口老龄化挑战的重要举措之一，而且在维护社会稳定、提升经济活力、保障个人权益、传承优秀文化等多方面也具有重要意义。我们应该充分认识到推进健康老龄化的重要性，采取有效措施落实相关政策和工作要求，为老年人提供更好的医疗保健和服务支持，让他们过上更加健康、幸福的生活。

1.2.2 积极老龄观

"积极老龄化"的概念在1997年的丹佛会议上首次被提出。世界卫生组织在2002年4月的第二届世界老龄会议上发布了《积极老龄化：政策框架》，明确了积极老龄化的三个支柱：健康、参与和安全。我国在2022年将应对人口老龄化上升为国家战略。习近平总书记强调"将积极老龄观、健康老龄化理念融入经济社会发展全过程"。

健康老龄化与积极老龄观是相互关联的两个概念，它们在促进老年人的健康和福祉方面具有共同的目标。为了建立和培育积极老龄观，我们需要以更加积极的态度、更好的政策和行为来应对人口老龄化的挑战。制定积极的应对策略，保证各方综合发力，建立长效机制，培育良好的制度环境，尤为重要。

（1）保障老有所养。

社会保障是保障老年福祉的基本制度安排。我国已建立覆盖城乡全体居民的基本社会保障体系。为应对老龄化冲击，还需进一步加大财税政策支持，鼓励家庭、个人增加养老储蓄，推行个人养老金政策，夯实应对人口老龄化的社会财富储备。

（2）促进老有所为。

建立友好型老年就业制度是国际潮流，应鼓励老年人就业，加强老年人就业权益保护，支持老年人依法依规开展生产经营活动，鼓励老年人开展社会公益事业，参加志愿活动。通过提供友好的就业环境，让老年人积极参与社会生活，发挥自身的价值，享受幸福的晚年生活。

（3）增进老有所学。

我们应该鼓励和支持老年人学习，构建老有所学的终身学习体系、构建学习型社会。当前促进老年教育发展，一方面，可支持相关部门、行业、企业举办的教育机构和高校向社会开放办学，扩大资源供给；另一方面，可以依托基层社区中心、图书文化馆等场所，在老年群体间开展灵活多样的培训活动。

（4）实现老有所托。

依托和整合现有资源，发展街道（乡镇）区域养老服务中心或为老服务综合体。一方面，应加大对社区层面的基础设施建设投入，依托卫生服务中心、养老驿站、老人餐厅等资源，为老人就近提供综合性的托养照顾和生活类服务；另一方面，可盘活空置房产、公园、商场等资源，丰富老年人的文体活动场所。

（5）做到老有所享。

掌握数字技术已成为老年人共享社会发展红利、提升生活品质的重要手段。要支持普及互联网和智能手机等，促进老年人享有数字设施；要加快数字平台的适老化改造，推出适合老年人简单易懂、便于操作的应用产品；要在医疗服务、社保经办、民生福利和生活缴费等高频事项上加强公共服务系统的智能化建设，让"数据多跑路，老年人少跑腿"。

1.2.3　健康老龄化的措施

2022年，国家卫健委等十五个部门共同颁布的《"十四五"健康老龄化规划》明确了九项核心任务，为健康老龄化建设提供了政策框架。推进健康老龄化需要全社会的共同努力，需要政府、社会、家庭和个人的共同参与，需要采取综合性的措施，不断提高老年人的生活质量和健康水平。

（1）完善社会保障制度。

除了基础的养老保险和医疗保险，还应考虑增设长期护理保险，为失能老人提供必要的照料。同时，对于低收入老年人，应设立专项补贴和救助机制，确保他们的基本生活需求。

（2）加强老年人健康管理。

除了定期体检，社区和医疗机构应定期开展健康讲座和义诊活动，普及健康知识。此外，建立健康档案应与电子健康档案系统相连接，方便老年人随时查看自己的健康状况。

（3）推广健康生活方式。

鼓励老年人参与太极、瑜伽等低强度运动，同时推广学习合理膳食知识，引导他们形成健康的饮食习惯。在社区层面，增设适老设施，如健身器材、无障碍通道等。

（4）促进老年人就业创业。

对于有意愿继续工作的老年人，政府和企业应提供更多的机会。例如，设立"银发岗位"，或鼓励他们参与社区服务、教育培训等工作。同时，为老年人创业提供政策支持和资金援助。

（5）加强老年人权益保护。

完善《老年人权益保障法》的实施细则，确保老年人的合法权益不受侵犯。社区和基层组织应定期开展老年人权益宣传活动，提高他们的法律意识和自我保护能力。

（6）促进老年教育发展。

增加老年大学的数量和覆盖面，让更多的老年人有机会接受继续教育。同时，利用现代技术手段，如在线教育，为老年人提供更多学习资源。

（7）加强老年人心理健康服务。

在社区和医疗机构中设立心理咨询室，为老年人提供心理辅导。同时，鼓励社会组织和志愿者开展各种形式的心理健康活动，帮助老年人排解孤独、抑郁等情绪问题。

（8）建设老年友好型社会。

在城市规划中更多地考虑老年人的需求，如建设便于轮椅通行的公共设施。在公共服务中，推广"适老服务"，如提供大字版的公共信息、增设老年服务窗口等。

（9）加强国际合作与交流。

学习国际上在健康老龄化方面的先进经验和做法，与国际组织开展合作项目，共同推进全球的健康老龄化进程。

（10）鼓励社会参与。

通过媒体宣传、社区活动等方式，提高全社会对健康老龄化的认识和重视程度，形成尊老爱老的社会风尚。同时，鼓励年轻人参与到关爱老年人的行动中来，形成代际的良性互动。

通过以上措施的落实，我们相信能够更好地推进健康老龄化进程，让老年人在一个健康、快乐、有尊严的环境中安享晚年。

1.3　医康养模式与发展

随着"积极老龄观"和"健康老龄化"理念逐渐深入人心，我国的养老模式开始从老年人的整个生命周期着手，致力于通过系统性的健康干预、优化生活环境和保障功能等措施，全面提升老年人的生活品质。特别是随着物联网、大数据、智能硬件等新一代技术产品的出现、迭代和应用，智慧医康养融合的养老模式应运而生，成为我国应对日益增长的老龄化挑战的重要举措。

1.3.1　医康养结合模式

（1）医康养结合的方式。

2013年，国务院办公厅印发了《有关加速发展养老服务业的若干意见》与《有关推动健康服务业发展的若干意见》，正式明确提出了"医养结合"的概念，在此基础上，进一步将健康管理的理念融入养老服务中，形成了新型的"医康养结合"的养老服务模式。它整合了医疗、康复、保健以及养老等多方面的服务资源，将老年人的医疗健康作为养老服务中的主要任务。

目前，我国医康养结合养老服务的方式主要包括以下几种：

①医疗机构与养老机构合作方式。以医疗机构为依托，养老机构与医疗机构建立合作关系，由医疗机构为养老机构的老年人提供定期的医疗服务、康复治疗及健康咨询，同时医疗机构也可以根据老年人的病情和康复需求，将其转入相应的养老机构进行康复和养护。

这种模式的优点是医疗机构和养老机构可以充分发挥各自的专业优势，提高服务质量和效率。缺点是合作机制不完善，容易出现信息不对称和服务不衔接的问题。

②医院主导的康养服务方式。医院将医疗服务延伸到康复和养老服务，这种方式由医院主导，一般采取自建或与养老机构合作方式开展。

这种方式的优点是专业性强、诊疗和康复设施完善、服务全面便利。缺点是费用较高、养老服务专业性不足等。

③社区式医康养结合方式。以社区为基础，整合医疗、健康和养老服务资源，为社区老年人提供全面的养老服务。这种模式通常包括社区卫生服务中心、社区养老服务中心、健康管理中心等机构，通过相互合作来满足老年人在医疗、康复和养老方面的需求。

这种方式的优点是可以为老年人提供方便、快捷、连续的社区内养老服务。缺点是社区资源有限，服务供给不足，需要进一步完善社区医康养结合服务体系。

④居家式医康养结合方式。这是一种以家庭为单位，将医疗康复、

健康管理和养老服务相结合的服务方式。通常包括家庭医生、康复治疗师、护士、护理员、家政服务等人员，采用入户服务方式来满足老年人各方面的养老需求。患者和老年人可以在家中享受相关服务，无须到医院或养老机构等地。

这种方式的优点有便利性高、适用性强、服务内容全面、符合传统文化观念等。缺点是成本较高、服务质量不稳定、服务监管困难等。

（2）国外医康养结合的做法。

人口老龄化普遍从发达国家率先产生。在几十年的发展过程中，发达国家在政策体制、建设经验、资金筹备等方面已经形成了比较完备的体系。国外养老服务经历了长时间的发展与不断修正，具有较高参考价值和借鉴意义。

①美国PACE整合照料模式是美国一个针对老年人的医疗护理救助项目。通过多学科小组为老年人在社区提供包括医疗性服务、康复性服务和社会支持性服务在内的医疗照护服务。多学科小组包括全科医生、专科医生、护士、药剂师、康复师、理疗师、营养师、家庭护理助手、社工、司机等。该模式成功地将老年人的短期医疗与长期照护结合起来，使高龄患病老人能够更长时间地在社区中生活。

②英国以政府为主导、社区为核心建立了国民医疗服务体系。该项目服务的提供形式基于老年人的个体特征，以"个案管理模式"为主要特点，提供的服务项目包括饮食供应、日常照料、居家清洁、采购陪同等；同时为老年人提供精神上的陪伴，社区基础设施方面还配备了医疗器械，用于提供医疗健康服务和疾病预防服务。

③日本建立了长期介护保险制度，包括居家服务和机构服务两种方式，并以立法的形式为其提供有力的制度保障。近年来，日本以上

门医疗为重点，积极推动医养结合服务向家庭内拓展。日本的长期介护保险制度和整合型照护服务体系为全球其他国家提供了一个处理老龄化问题的有效模型，特别是在确保老年人得到持续、全面和方便的照护服务方面。

④加拿大的养老照护模式，从疾病治疗、康复治疗和长期照护三个维度建立体系，为老年患者提供全方位的照护服务。加拿大养老照护模式的特色之一在于其个体化和标准化相结合的评估方法。此外，加拿大在养老照护方面还强调信息技术的应用，通过及时更新服务对象信息至国家网络化数据库，实现信息与资源的共享，推动医养服务的优质化建设。[10]

（3）医康养结合的发展与成效。

自2013年首次提出医康养结合概念以来，我国出台了一系列医康养结合有关的政策文件，推动发展了多层次、多元化医康养结合服务供给体系。我国医康养融合发展进入一个追求社会效益与经济效益并存的高质量发展阶段。

①明确了医康养结合目标和任务。2011年12月，国务院办公厅颁布《社会养老服务体系建设规划（2011—2015年）》，明确提出老年人养护机构应兼顾生活照料、康复护理和紧急救护三个功能，这项政策文件为新时代推进医养结合发展奠定了坚实基础。2015年11月18日，国务院办公厅转发《关于推进医疗卫生与养老服务相结合的指导意见》，明确了医养结合发展的基本原则、中长期目标和重要任务。经过十多年来的实践探索，以大健康理念作为行动先导的医康养结合推进路径更加清晰。目前医疗卫生机构与养老机构合作机制基本建立，医疗卫生服务向社区、家庭得以延伸，医疗卫生机构开展康养服务、养老机构内置医护服务、社会力量兴办医养结合机构等多种医康养结合方式"百花齐放"。

②完善了医康养服务的标准和规范。近年来，国家相关部门相继出台了《养老机构服务标准体系建设指南》《长期护理失能等级评价标准（试用）》《养老机构生活照料服务规范》等一系列标准、规范。这些标准、规范不仅涉及养老服务流程的规范化，还强调了服务内容的人性化和个性化。同时，质量评价体系的建立和完善也为养老服务的标准化建设提供了有力支撑。此外，政策还鼓励企业探索新的服务模式和技术创新，以推动养老服务的创新发展。例如，数字化技术在医疗、健康和养老服务中的应用，为养老服务的创新发展提供了新的路径。我国的医康养结合的养老服务在标准化、规范化、专业化等方面取得了显著成效。

③推动了医康养产业市场的快速发展。自2016年全国范围内开展医康养结合试点工作以来，国家及地方层面出台了一系列政策，鼓励社会资本投入医康养产业，为医康养产业的健康发展创造良好的环境和条件，推动了产业的快速健康发展。例如，政府加大了对医疗卫生和养老服务机构的财政支持力度，同时还出台了税收优惠政策等措施，为企业减轻负担。各类具有地方特色、符合发展实际的医养结合服务新模式不断涌现，形成了多层次、多元化的医康养结合服务供给体系，医康养产业的市场规模保持了高速增长态势。

国家卫生健康委员会发布的《2022年我国卫生健康事业发展统计公报》数据显示，截至2022年末，全国设有国家老年疾病临床医学研究中心6个，设有老年医学科的二级及以上综合性医院增至5909个，建成老年友善医疗机构的综合性医院8627个、基层医疗卫生机构19494个，设有临终关怀（安宁疗护）科的医疗卫生机构4259个。全国医疗卫生机构与养老服务机构建立签约合作关系的达到8.4万对，两证齐全的医养结合机构共有6986家。这些数据充分显示了我国在医养结合领域的显著进步和成果。

1.3.2　医康养融合发展

（1）医康养融合发展的意义。

"医疗+健康+养老"的融合发展的养老模式，能全面满足多层次、多样化的健康养老需求，是应对老龄化社会挑战的重要举措。这一模式不仅满足了老年人群体的多元化和个性化需求，更实现了资源的高效利用和服务流程的无缝衔接，为老年人提供了更为全面、专业和人性化的医疗、健康和养老服务。

①医康养融合可以提供更加专业的医疗服务。在传统养老模式下，老年人常常面临看病难、看病贵的问题，老年人慢性病、失能等问题较多，需要专业的医疗护理服务。医康养融合模式通过将医疗服务、慢病管理引入养老领域，保证了老年人能够及时获得高质量的医疗服务，减少了患病风险，缩短了就医时间。这不仅提升了老年人的生活品质，还有助于缓解医疗资源紧张的问题。

②医康养融合可以提供更加全面的康复服务。老年人康复需求大，需要专业的康复训练和护理服务。通过康复和养老服务的结合，可以为老年人提供更加全面的康复服务，包括物理治疗、作业治疗、语言治疗等，帮助老年人尽快恢复健康。

③医康养融合可以提供更加有效的健康预防与保健服务。随着生活水平的提高，老年人对健康服务的需求已经不再满足于简单的疾病治疗。他们更加关注如何预防疾病、保持身体健康。医康养融合模式正是抓住了这一市场需求，通过提供全面的健康管理、康复护理服务，帮助老年人更好地维护身心健康。

④医康养融合可以提供更加人性化的养老服务。老年人需要关心和陪伴，医康养融合可以为老年人提供更加人性化的养老服务，包括心理咨询、生活照料、文化娱乐等，让老年人感受到温暖和关爱。

总之，医康养融合是促进健康老龄化的一种重要模式。政府和社会各方面应该加强政策引导和支持，推动医康养融合的发展，为老年人提供更好的服务。

（2）医康养融合发展的措施。

老龄化社会对医疗保健系统和养老服务提出了前所未有的需求和挑战，传统的养老服务模式在应对这些挑战时显得力不从心。"医康养融合"作为一种新型的养老模式，为确保模式成效，需要从多方面采取措施加以推进。

①完善相关管理制度。完善医康养结合养老服务的监督管理制度，制定一套完整的管理体系，确保老年人获得优质养老服务。具体措施包括：建立和完善地方规章，确保服务的质量和安全；设立专门的监督机构，确保城市社区医养结合养老服务的规范运作；建立信息公开制度，便于老年人及家属了解和选择服务；建立投诉渠道，及时反映和解决服务中的问题；制定奖惩机制，确保服务质量；实施监督措施和评估指标，确保医养结合养老服务的效果和可持续性。

②整合医康养优质资源。建立资源共享平台，创建一个社区医康养服务资源共享平台，涵盖医疗机构、养老机构、健康管理中心等；整合远程医疗资源，建立远程医疗平台和远程健康监护系统，提供远程诊疗和康复训练；加强专业人员培训，特别是加强对医康养服务人员的专业培训，提高他们的服务能力，确保提供高质量的服务。

③强化养老服务供给。鼓励民间资本参与医康养融合养老服务，确保民间资本的有效和持续投入；充分发挥企业的创新优势，提供高科技、高质量的养老产品和服务；通过社区组织的力量，增强服务的覆盖面和有效性；开发金融产品和服务，更好地支持养老服务项目，为养老服务提供资金保障。

④加快长期护理制度建设。加快长期护理制度建设并推进普惠化

服务是应对老龄化社会挑战的重要举措。建立完善的长期护理制度，可以为老年人提供稳定和可靠的护理服务保障，减轻家庭和社会的负担，提高老年人的生活质量。通过政策支持、人才培养、科技创新等多方面的努力，可以推动长期护理服务的可持续发展，满足老年人的养老服务需求。

⑤推动智慧医康养创新发展。随着网络信息技术的飞速发展，大数据和人工智能技术已成为时代的新风口。将这些先进技术应用于医康养融合的养老服务中，能极大地提升服务效率和质量。目前，医康养融合养老服务缺乏对大数据分析和人工智能技术的深度运用，限制了服务的创新和优化。因此，积极融入这些技术对于提升养老服务的可靠性和有效性至关重要。

另外，应积极加快区域级医康养配套设施的建设，这将有助于推动"医康养"一体化养老服务的落地实施。

1.3.3　智慧医康养模式

（1）智慧医康养的定义。

智慧医康养是社会进步、技术发展和人们健康需求日益增长的必然产物。随着医疗科技的快速进步和社会老龄化趋势的加剧，传统的医疗和养老服务模式已难以完全满足现代社会的多元化和高效化需求。因此，智慧医康养作为一种创新模式应运而生，旨在借助先进技术，显著提升医疗和健康服务的效率与质量，以更好地满足老年人对健康生活的追求。

智慧医康养是指以提高老年人的生活质量和健康水平为目标，以互联网、大数据、物联网、人工智能等信息技术为支撑，将医疗康复、健康管理、养老照护等产品和服务融入养老服务全过程，满足老年人全方位、多样性、个性化需求的新型养老服务模式。见图1-1。

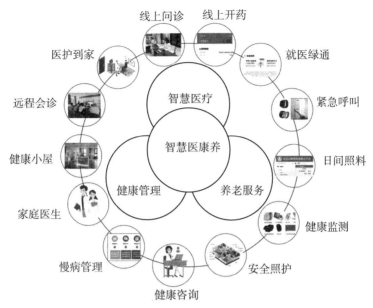

图1-1　智慧医康养融合模式

通过智慧化转型，引入先进的信息技术，实现了医疗服务的数字化、智能化，健康管理的精准化、个性化，养老服务的多样化、便捷化，为老年人提供了更多自主选择和决策的机会，增强了他们的生活主动性和参与度，有效应对当前养老服务领域所面临的挑战和机遇，缓解因人口老龄化带来的社会压力，推动整个养老事业和养老产业的可持续发展。

（2）国外智慧养老经验。

国外发达国家的智慧养老服务发展现状和模式，可以为我国智慧养老服务的发展提供参考。

①芬兰：智慧养老服务以远程监测技术为主导，通过物联网技术实现老人的远程健康监测和管理。芬兰构建了基于物联网的全方位养老监测系统，涵盖了老人居家、出行、购物等各个方面。该系统通过为老人配置体域网设备或在固定场所配置监测设备，收集老人的生理

数据，实时监测老人的健康状况，及时发现异常情况并采取相应措施。这种模式不仅提高了老人日常生活的安全感，也为照护者提供了信息支持。

②法国：智慧养老服务以智能家居系统为基础，通过语音识别技术和环境感应装置为老年人提供协助。智能家居系统以音频技术为基础，通过自然人机互动的方式，为需要护理但仍能自主生活的老年人提供协助。独自居住的老人可以直接向智能控制器提供信息，或利用环境感应装置向智能控制器提供信息。该模式为老人营造了可操控的居家环境，提高了老年人的日常生活质量和居家生活的自主性、舒适性和安全性。

③加拿大：智慧养老服务以社区为基础的整合照料模式为主导，通过专业的养老管家和信息系统为老年人提供全方位的照护服务。该模式以社区治理为基础，通过专业的养老管家，辅以完善的信息系统和客户分级分类系统，为老人提供基于社区的、全方位、整合的服务。这种模式充分发挥了社区治理的优势，高效整合和匹配社区范围内的各种养老和医护资源，不断提高养老资源的利用率，同时给老人提供有针对性的养老服务。[11]

综合来看，国外发达国家的智慧养老服务发展已久，形成了一些可借鉴的做法和经验。我国可以借鉴这些模式的特点和优势，结合实际情况进行创新和发展，实现人人享有基本养老服务的目标，提高老年人的生活质量和社会福祉水平。

（3）智慧医康养政策。

为推动医康养服务数字化、支持医康养产业发展、提升养老服务质量，国家出台了一系列政策法规和发展规划。这些政策在推动智慧医康养融合发展上发挥了重要作用。截至目前，我国智慧医康养政策演进及其发展大致分为起步、探索和成长三个阶段。

①起步阶段（2011—2013年）。自2011年起，智慧养老的相关内容开始出现在国家及有关部门发布的政策文件中。2011年12月，国务院办公厅印发《社会养老服务体系建设规划（2011—2015年）》，首次明确提出加强养老服务信息化建设，强调运用现代技术手段为老年人提供高效、便捷的服务，规范行业管理，不断提升养老服务水平。2013年，国务院办公厅印发《关于加速发展养老服务业的若干意见》，进一步提出发展居家网络信息服务，鼓励利用互联网、物联网等创新居家养老服务模式，如老年电商和居家服务网络平台，以提供紧急呼叫、家政预约、健康咨询、物品代购、服务缴纳等适合老年人的服务项目。

在这一阶段，虽然智慧养老的概念尚未被明确提出，但是国家层面已开始重视利用信息化系统和技术手段来创新养老服务。

②探索阶段（2014—2016年）。2014年10月，民政部等六部委联合发布《关于开展养老服务和社区服务信息惠民工程试点工作的通知》，强调推进互联网、物联网等信息技术在养老服务和社区服务领域的广泛应用，建立一体化社区信息服务站的试点目标，以更好地适应养老服务和社区服务的需求。2015年7月，国务院办公厅印发《关于积极推进"互联网+"行动的指导意见》，明确提出了加快发展基于互联网的医疗、健康、养老等新兴服务，为智慧健康养老行业的发展提供具体的指导和意见。2016年12月，国务院办公厅发布《关于全面放开养老服务市场提升养老服务质量的若干意见》，再次明确提出"推进'互联网+'养老服务创新"，并针对发展智慧养老服务新产业、发展智能产品、打通养老服务信息共享渠道等方面提出了具体措施。

在这一阶段，国家层面的政策文件中不仅明确提出了智慧养老、智能健康养老行业的概念，还着重在居家、社区、机构养老服务等方面，对智慧养老试点工作进行了部署和规划。

③成长阶段（2017年至今）。自2017年起，我国在智慧养老领域的发展步伐显著加快，专项行动计划和相关政策的密集出台使得智慧养老政策更具针对性和操作性，从而推动了智慧养老的快速应用和推广。2017年2月，工业和信息化部、民政部、国家卫生计生委联合发布了《智慧健康养老产业发展计划（2017—2020年）》，这是我国智慧养老领域的首个专项行动计划。该计划明确了到2020年建立100个以上智慧健康养老应用示范基地、培育100个以上具备示范引领功能的行业领军企业等发展目标。2019年3月，国务院办公厅印发了《关于推进养老服务发展的意见》，提出"实施'互联网＋养老'行动"，强调了推动智慧健康养老产业发展，拓展信息技术在养老领域的应用。工业和信息化部、民政部和国家卫生健康委员会三部委分别于2018年、2020年和2022年三次联合组织开展《智慧健康养老产品及服务推广目录》的申报和公示工作，已累计收录432项产品和服务。2021年10月，工业和信息化部等三部委发布《智慧健康养老产业发展计划（2021—2025年）》，明确提出了持续推进试点示范建设，拓展试点示范类型。这展现出智慧技术与社会化养老相融合的趋势，并且越来越重视智慧技术的产品化、场景化应用。

在这一阶段，我国对智慧养老的专项规划和部署取得了显著进展。政策的出台更具针对性和操作性，特别强调了示范引领效应以及产品和服务的推广。这些政策不仅体现了国家高度重视智慧养老工作，也极大地普及了智慧养老服务的可见性和接受度，促进了技术创新和服务模式的迭代，进而提高了整个行业的服务质量和效率，还带动了相关产业链的发展，智慧养老得到了快速发展。

第2章 信息技术赋能：医康养产业焕发活力

新一代信息技术的发展为智慧医康养产业提供了强有力的技术支撑，互联网、物联网、大数据分析、人工智能等新技术的应用，有助于医疗服务、健康管理和养老服务机构提升服务质量和效率，为老人提供更加个性化、多样化和智能化的产品和服务，逐渐形成一种新型的产业生态。

2.1 智慧医康养支撑技术

2.1.1 互联网技术及应用

互联网技术自诞生以来，利用计算机网络的广域网使不同的设备相互连接，提高信息的传输速度，拓展信息的获取渠道，推动各种不同的软件应用的开发，已经深刻地改变了人类的生活和工作方式。特别是在医疗、健康和养老服务领域，互联网的应用带来了前所未有的变革。随着互联网技术的不断进步，特别是大数据、人工智能、物联网和移动通信技术的发展，让医疗和健康服务逐步实现了数字化、智能化和个性化。

在全球人口老龄化和慢性病负担加重的背景下，传统的医疗和健康服务模式面临诸多挑战，包括资源分配不均、服务效率低下和医疗成本不断攀升等问题。互联网技术的引入，为解决这些问题提供了新的思路和工具。例如，通过远程医疗服务，可以使偏远地区的居民获得高质量的医疗资源；智能穿戴设备和健康管理应用，将有助于提高公众的健康意识和自我管理能力。因此，研究网络在医疗、卫生和养老服务等领域的应用，不仅有助于推动医疗和健康服务的创新，也对社会可持续发展具有重要意义。见图2-1。

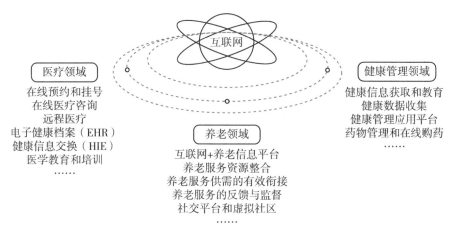

图2-1　互联网技术的应用

（1）医疗领域的应用。

互联网在医疗领域发挥了多方面的作用，包括提高医疗服务的效率、普及性、便捷性和质量，改善患者体验环境，促进医疗信息的流通，推动医学研究等。

①在线预约和挂号。患者可以通过互联网平台方便地进行医生预约和挂号，减少排队时间，提高医疗服务的效率。

②在线医疗咨询和远程诊疗。患者可以通过互联网平台获得医生的在线咨询，或进行视频、语音及图文的远程诊疗。这提高了医疗服务的可及性，尤其对于居住在偏远地区或行动不便的患者。

③电子健康档案（EHR）。EHR系统通过集成病人的医疗历史、诊

断、治疗计划和其他关键健康信息，提升了医疗数据的可访问性和一致性。这种集成不仅减少了医疗错误的风险，还加强了医患间的沟通。

④健康信息交换（HIE）。HIE 使不同医疗机构之间的数据共享成为可能。这不仅提升了治疗的连续性和效率，还有助于减少重复检查和医疗错误。HIE 的实施提高了患者信息的可及性，促进了整个医疗系统的协同工作。

⑤医学教育和培训。医学专业人员可以通过互联网获取最新的医学知识和技术，进行在线培训，提高医护人员的专业水平。

（2）健康管理领域的应用。

互联网在健康管理领域的应用有助于个体更主动地参与自身健康管理，提高对健康的关注度，同时也促进了医患之间的信息共享和沟通。

①健康信息获取和教育。互联网为用户提供了广泛的健康信息，包括疾病知识、预防措施、健康生活方式等。个体可以通过搜索引擎、健康网站、社交媒体等途径获取相关信息，提高对自身健康的认知水平。

②健康数据收集。通过智能设备、传感器等技术，个体可以实时监测生理参数，如心率、血压、步数等。这些数据可以通过互联网传输给医生，进行远程医疗监测与治疗，提升医疗服务的可及性。

③健康管理应用平台。有许多健康管理应用平台，帮助用户追踪饮食、运动、睡眠等生活习惯，提供个性化的健康建议与计划，促进健康行为的改变。

④药物管理和在线购药。通过互联网平台，患者可以方便地查阅药物信息、购买药品，并设置用药提醒。一些在线药店提供方便、快捷的药物购买服务。

（3）养老领域的应用。

互联网在养老领域的应用主要体现在利用一个"互联网+养老信

息平台"来整合分散的养老服务资源，提升养老服务的便捷性、自主性等。然而，确保老年人能够有效使用这些技术，需要持续的教育和支持。未来，随着技术的不断进步，养老服务领域将持续变革，为老年人带来更多的福祉和便利。

①养老服务资源整合。"互联网＋养老信息平台"通过整合分散的养老服务资源，以解决居家养老、社区养老、机构养老单一环境下的资源不足。为老年人提供了更多、更充分的选择，更好地适应老年人多层次化、多样化、个性化的养老服务需要。

②养老服务供需的有效衔接。利用"互联网＋养老信息平台"，完成了养老服务供给资源的集约化管理与供需有序衔接。老年人可利用平台直接预约，提供子女亲情呼叫、120紧急呼叫、医院预约挂号、社区医疗咨询、健康管家、家政等服务，足不出户获得便捷服务。

③养老服务的反馈与监督。利用"互联网＋养老信息平台"和其他手段，能够进行养老服务供给方、服务直接提供方、老人及家属的全过程服务信息的共享与监督。养老服务机构和公司能够及时了解到老人和家人对服务的评价与反馈，进而改进服务，提升服务质量与水平。

④社交平台和虚拟社区。互联网社交平台和虚拟社区在减少老年人的孤独感和社交隔离中扮演着重要角色。这些平台使老年人能够与家人、朋友以及同龄人保持联系，甚至可以结识新朋友。此外，许多虚拟社区还提供虚拟旅游、兴趣小组和文娱课程等各种在线活动，丰富老年人的社交生活和精神世界。

2.1.2 物联网技术及应用

物联网技术是一种通过互联网连接各种设备和物体，使它们能够进行数据交换和互动的技术。物联网的核心技术涉及多个领域。由于传感技术、通信技术、边缘计算、安全和隐私保护、行业标准化、人工智能、能源效率管理等技术的蓬勃发展，物联网技术将加速应用在智能医疗、智能交通、智能城市、工业4.0等多个领域。

物联网技术在医疗、健康和养老服务领域展现出巨大的应用潜力（见图2-2），可以帮助医生实时监测患者状况，实现远程诊断和治疗；通过持续监测个人的健康数据，物联网有助于提前识别健康风险，并制定预防措施；能够提供更加智能化和个性化的护理，增强老年人的生活质量和自主性。

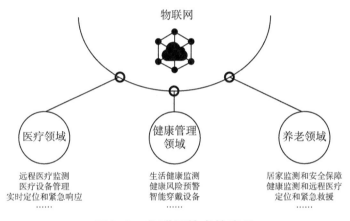

图2-2　物联网技术的应用

（1）医疗领域的应用。

物联网技术在医疗领域可以发挥多方面的作用，包括优化医疗流程、提高医疗效率、改善患者体验，并为医学研究提供更多的数据支持。

①远程医疗监测。物联网可以通过连接各种医疗设备、穿戴设备和植入式传感器，实现对患者生理参数的远程监测。这对于有慢性疾病或需要定期监测的患者来说特别有用，可以减少医院就诊次数，改善病人的生存品质。

②医疗设备管理。物联网可以帮助医疗机构更有效地管理和维护医疗设备。通过远程监测设备状态，可以提前预警并进行维护，减少

设备故障的风险，提高医疗服务的可用性。

③实时定位和紧急响应。在医院环境中，物联网可以用于实时定位病人、医生和护士，以提高医院的运行效率。此外，紧急情况下，物联网可以自动触发警报系统，加速急救响应时间。

（2）健康管理领域的应用。

在健康管理场景下，物联网技术为个体和医疗专业人员提供更全面、实时的健康信息。

①生活健康监测。物联网设备可以监测个体的生活习惯、运动量、睡眠质量等生活健康指标。通过连接到智能手环、智能手表等设备，个体可以更好地了解自己的生活方式，从而采取有针对性的改进措施。

②健康风险预警。物联网可以建立健康预警系统，通过实时监测生理指标和行为数据，识别潜在的健康风险，并提前发出警告。这有助于防范疾病的发生，提高个体的健康水平。

（3）养老领域的应用。

物联网在养老领域的应用有助于提高老年人的生活质量、安全性和医疗服务水平，同时也为家庭和社会提供良好的养老支撑体系。

①居家监测和安全保障。物联网技术可以用于监测老年人的生活习惯、睡眠品质等居家活动。智能传感器、摄像机等设备能够监测异常情况，如跌倒或长时间的不活动，并及时发出警报，提高老年人的安全感。

②健康监测和远程医疗。物联网设备可以实时监测老年人的健康状况，包括心率、血压、血糖等生理指标。这些数据可以传输到云端，医疗专业人员可以远程监测老年人的健康状态，并提供实时的医疗建议。

③定位和紧急救援。利用物联网技术，可以实现老年人的实时定位，以便在紧急情况下更快速地提供救援服务。这对于防范走失、突

发疾病等情况具有重要意义。

2.1.3　大数据技术及应用

大数据技术融合了数据收集与转化、数据存储、数据处理与分析、数据挖掘、数据可视化、数据交易、数据应用等一系列新技术（见图2-3），是一个很庞大而复杂的技术体系。大数据技术正在向着数据源的多样化、数据整合标准化、数据处理和分析的实时化、数据安全与隐私保护增强化、人工智能和大数据分析的深度融合化等方向发展。

在当前全球人口老龄化和慢性疾病患病率上升的背景下，有效利用大数据资源对于应对公共卫生挑战、提高人们的生活质量、降低医疗成本具有重要的现实意义。通过大数据分析，可以更精准地识别疾病风险因素，实现个性化治疗方案，优化资源分配，提高医疗服务效率。此外，大数据在健康管理和养老服务中的应用，有助于提升服务质量，改善老年人的生活条件，促进健康老龄化。

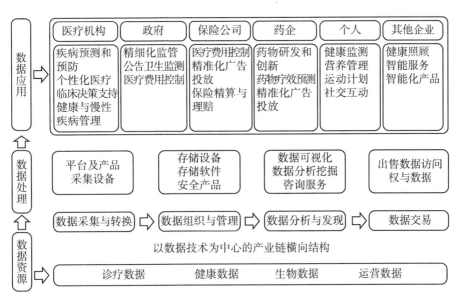

图2-3　大数据技术的应用

（1）医疗领域的应用。

大数据在医疗领域的应用将提高医疗服务的效率、质量和个性化水平，对推动医学研究和促进健康管理产生了深远影响。

①电子健康档案（EHR）的优化应用。EHR系统不仅用于存储患者信息，更通过大数据技术实现了数据的深度分析，如疾病模式识别、治疗效果跟踪等。

②个性化医疗。大数据分析可以利用大量患者的临床数据，研究分析疾病的个体基因信息、生理参数、临床病历等差异，为患者提供更个体化、精准的医疗服务。比如，在癌症治疗中，利用大数据分析，医生能够根据患者的基因型和肿瘤特性，选择最有效的治疗药物组合。

③疾病预测和预防。大数据分析可以帮助识别潜在的健康风险和疾病发生趋势。通过分析患者的历史数据，医疗专业人员可以提前干预，采取措施预防疾病的发生。

④临床决策支持。大数据分析可以为医疗专业人员提供更全面的患者信息，辅助临床决策。医生能够通过大数据分析的结果，更精确地制订治疗计划、选用药物，从而增强医疗决策的科学性和准确性。

⑤药物研发和创新。大数据分析可以加速药物研发过程。通过分析大规模的生物医学数据，研究人员可以更好地理解疾病的发病机制，推动新药物的发现和研发。

（2）健康管理领域的应用。

大数据在健康管理领域的应用有望提高健康服务的质量、效率和个性化水平。通过大数据分析，提供更全面、个性化的健康管理服务。

①个性化健康管理。大数据可以收集和分析个体的健康数据，包括生理参数、运动习惯、饮食习惯等。通过对这些数据的分析，可以制订更加个体化的健康管理计划，满足个体的特定需求。

②慢性疾病管理。大数据分析有助于提前发现和管理慢性疾病。

通过监测患者的生理指标和行为数据，可以实现对慢性疾病的早期干预和有效管理。针对大数据分析监测到的病情变化，及时调整治疗方案，降低患者的健康风险。

③健康风险评估。大数据分析可以用来评估个人的健康风险。通过分析大规模的健康数据，可以识别潜在的健康问题，并提前采取措施进行预防和管理。比如，在心血管疾病预防上，通过分析患者的生活方式和家族病史等数据，可以预测心血管疾病的发病风险，并提供预防指导。

（3）养老领域的应用。

大数据在养老领域的应用可以提高老年人的健康水平、生活质量和安全性，减轻家庭和社会对养老服务的压力。

①健康监测和预警。大数据分析可以通过监测老年人的健康数据，提前发现潜在的健康问题，并发出预警。这有助于防范慢性病的发生并及时干预，提高老年人的生活质量。

②老年人营养管理。大数据分析可以根据老年人的个体情况、身体状况、健康指标来调整老年人每日所需能量、营养元素及服用药物，从而提供个性化的营养方案。

③老年人运动计划。针对老年人的身体状况和日常身体运动量，综合调节老年人的运动量、训练强度和运动时间等。通过运动数据监测，得出老年人的运动习惯和身体数据，根据数据制订老年人运动计划，再通过数据监测反馈，不断调整和改进老年人的运动方案。

④老年人社交互动。利用大数据分析技术，综合分析老年人的生活兴趣、爱好、社交需求等，为老年人提供个性化、互动性强的社交服务，增强老年人之间的联系和友谊。

2.1.4　人工智能技术及应用

人工智能技术通过机器学习、自然语言处理、知识库等多种技术手段，模拟人类的认知、学习和推理能力等人类思维。人工智能（AI）涵盖数据、算法和算力。通过大数据驱动，AI系统能够从复杂的数据中学习、预测和决策，算法则为实现不同任务提供智能解决方案，强大的计算资源（算力）支撑着深度学习等复杂模型的训练。

人工智能具有革命性的意义，将改变人们的医疗健康养老和工作生活方式，甚至颠覆医疗健康养老行业，在健康医疗检测诊断等方面发挥重要作用，在将来会助力更多的研究突破，极大提高人们的生活质量（见图2-4）。目前人工智能用于医疗健康养老领域的早期探索让我们对医康养产业发展充满信心。然而，我们必须慎重对待应用中还需解决的一些挑战，如数据隐私、伦理问题和算法的透明度等，确保收益大于风险。

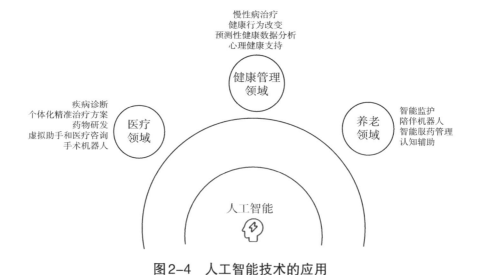

图2-4　人工智能技术的应用

（1）医疗领域的应用。

医疗服务领域一直面临着提高诊断准确性、降低治疗成本、优化患者护理质量等挑战。人工智能技术，特别是机器学习和深度学习，已经显示出在疾病早期诊断、治疗计划制订、患者监护等方面的巨大潜力。

①疾病诊断。人工智能可以通过分析医学图像（如 X 射线、CT、MRI 等）和临床数据，辅助医生进行疾病的早期诊断。深度学习算法在图像识别方面取得了显著的成就，例如，在癌症和眼科疾病等部分影像分析中，在某些情况下已达到或超过了专业医生的诊断水平。

②个体化精准治疗方案。基于病人的基因组学、生理指标和病历等数据，人工智能可以为每个患者提供个体化的治疗方案。这有助于提高治疗效果，减少副作用，并更好地适应患者的特定需求。

③药物研发。人工智能在药物研发领域的应用加速了新药的发现和开发过程。机器学习可以分析大规模的生物信息数据，预测药物的效果和副作用，帮助研究人员更有针对性地设计新的药物。

④虚拟助手和医疗咨询。人工智能可以用于开发虚拟医疗助手，提供患者咨询、诊断建议和药物信息等服务。这有助于缓解医疗资源不足的问题，提高医疗服务的可及性。

⑤手术机器人。机器人辅助手术利用人工智能技术，可以提供更为精确的手术操作。这有助于减少手术风险、减少康复时间，并增加手术成功率。

（2）健康管理领域的应用。

人工智能通过分析个人的健康数据，可以提供定制化的健康建议，预测慢性疾病的风险，并协助医生和患者共同管理疾病，这有助于降低疾病的风险，推动健康管理向着更为智能化的方向发展。

①慢性病治疗。人工智能可以监测患者的慢性病状况，提供实时数据并预测病情发展趋势。通过智能算法，可以为患者提供更有效的治疗建议，降低并发症风险。

②健康行为改变。基于个体的数据，人工智能可以分析用户的健康行为，提供个性化的健康建议，帮助用户培养定期运动、合理饮食

等健康的生活方式和习惯。

③预测性健康数据分析。通过收集和分析大量的健康数据，人工智能可以揭示不同因素对健康的影响，预测疾病风险，如心脏病或糖尿病的早期预警等。

④心理健康支持。人工智能可以通过分析用户的语音、文字等信息，识别可能存在的心理健康问题，并提供相应的支持、建议，或引导用户寻求专业帮助。

（3）养老领域的应用。

①智能监护。人工智能通过智能家居设备和监控系统提供居家养老服务，如自动调节室内环境、跌倒检测和紧急响应。同时通过分析老年人的日常活动和行为模式，及时发现健康问题或异常状态，并提供预警。

②陪伴机器人。人工智能驱动的机器人为老人提供陪伴和社交互动服务，帮助减轻老年人的孤独感。通过情感识别技术理解老年人的情绪状态，并作出适当的反应，提供情感上的支持。

③智能服药管理。智能药盒和提醒系统可以帮助老年人按时服药，减少药物错误使用的风险。也可以通过人工智能监测老年人的用药情况，及时调整药物方案。

④认知辅助。人工智能可以为认知功能下降的老年人提供智能辅助服务，如语音助手、记忆提醒等，帮助他们更好地管理日常生活。

（4）医疗大模型应用。

医疗大模型在医疗健康领域的应用已经成为一个备受关注的话题。这些大模型的应用场景非常广泛，可以应用于智能问诊、疾病预测、辅助诊断等方面，为患者提供更加精准和个性化的医疗健康服务。

　　例如，百度发布的灵医大模型可以面向大健康上下游产业开放测评、试用，加快医疗行业的数字化和智能化进程。此外，医联推出的MedGPT、叮当健康发布的叮当HealthGPT、京东健康推出的京医千询以及微脉发布的CareGPT等，都在探索医疗大模型在院外管理、医疗大语言等方面的应用，为患者提供高效、便捷的医疗健康服务。

　　这些医疗大模型的应用，不仅可以提高医疗服务的效率和质量，还可以帮助医疗机构更好地管理和运营。未来，随着技术的不断进步和应用场景的不断拓展，医疗大模型在医疗健康领域的应用将会越来越广泛。

2.1.5　技术的限制性因素

　　随着互联网、物联网、大数据分析、人工智能等先进技术在医疗、健康和养老服务中的持续深度广泛应用，我们将面临一系列挑战和问题，这些问题需要通过技术创新、法律政策的完善、教育培训和跨学科合作来共同应对。解决这些挑战将有助于充分发挥创新技术在提高医疗服务效率、增进公众健康和改善养老服务方面的潜力。

　　（1）数据隐私和安全。

　　在智慧医康养服务的技术应用中，数据隐私和安全问题是最为关键的挑战之一。随着越来越多的个人健康信息被收集和共享，如何保护这些数据不被未经授权地访问和滥用，成为一个严峻的问题。这不仅涉及技术层面的加密和安全措施，还包括法律和政策层面的数据保护规定。

　　（2）技术接受度和数字鸿沟。

　　技术接受度和数字鸿沟是推广创新技术支撑的智慧医康养服务的另一大障碍。并非所有人都具备使用这些技术的知识和技能，特别是在老年人群体中这个问题更为明显。此外，经济条件和地理位置也可能影响个人对这些技术的访问和利用。

（3）服务质量和效果评估。

随着信息技术的快速发展，如何评估医康养服务和产品的质量和效果成为一个挑战。需要建立相关服务和产品的标准体系，同时建立有效的评估机制来监测和保证服务质量，确保用户接受的是安全和有效的服务。

（4）互操作性和可靠性。

需要制定统一的标准和协议，以确保不同设备和系统之间的兼容性和互操作性，并通过持续的技术创新和严格的质量控制，确保设备在收集和处理数据时的准确性和可靠性。

（5）跨学科合作。

智慧医疗康复、健康管理和养老服务的发展需要跨学科的合作。医学、信息技术、数据科学、法律和伦理等多个领域的专家需要共同努力，解决技术发展过程中出现的各种问题。

（6）法律和伦理问题。

智慧医康养服务还面临着一系列法律和伦理问题，如医疗责任归属、患者同意的获取、远程医疗的法律认可等。随着技术的发展，现有的法律框架可能需要更新，以更好地适应新兴的医康养融合服务模式。

2.2 智慧医康养产品和服务

2.2.1 银发经济产业业态

2024年1月，国务院办公厅印发的《关于发展银发经济 增进老年人福祉的意见》提出，银发经济是向老年人提供产品或服务，以及为老龄阶段做准备等一系列经济活动的总和，涉及面广、产业链长、业态多元、潜力巨大。银发经济的核心是为老人提供优质的产品和服务。随着我国人口老龄化趋势的不断加剧，以及经济发展和消费结构升级，老年人的消费观念也在逐渐转变，对高品质、多元化、个性化产品和服务的需求也在增加，进一步促进了银发经济的业态多样化和产业升级。

（1）养老服务业态。

养老服务业态是银发经济的核心。该业态关注提供老年人所需的居家和社区服务，旨在创造一个安全、舒适、互动的生活环境。这包括养老院、退休社区、日间照料中心、社区配套服务等。这一市场不仅涵盖了传统的居家照护服务，还包括了社交活动、娱乐设施、医疗保健、生活辅助等综合服务，以满足老年人生活的各个方面。养老服务业态在银发经济中占有重要地位，随着老年人口的不断增加，这一市场的发展潜力巨大。

（2）健康保健业态。

健康保健业态是银发经济中重要组成部分之一，它涉及为老年人群提供的医疗保健服务、药品、康复服务、预防性健康管理及相关产品。健康保健行业呈现出强劲增长势头，这一增长主要得益于消费者健康意识的提升，特别是老年群体和年轻一代，他们正在成为行业增长的主要驱动力量。根据相关市场研究报告，我国的健康保健市场规模预计将在2025年达到数万亿元，其中包括老年医疗、健康管理、康复服务等多个细分领域。

（3）金融服务业态。

随着老年更高寿命和更高金融意识的增长，金融服务业态在银发经济中的重要性日益凸显。这一领域主要涵盖了针对老年人设计的金融产品和服务，包括退休规划、资产管理、遗产规划、保险服务等。随着人口老龄化趋势的加剧，老年人群体对于安全、稳定且能够满足其特定需求的金融产品和服务的需求日益增长。截至2023年，我国老年金融服务市场的规模正在快速增长。根据预测，到2030年，我国的养老金融市场规模可能达到22.3万亿元。这一增长主要受到人口老龄化加速和养老保障体系改革的推动。随着经济和社会的发展，以及人们对养老需求的进阶，养老金融市场预计将继续保持强劲的增长趋势。

（4）休闲与娱乐业态。

休闲与娱乐业态在银发经济中扮演着日益重要的角色，它关注的是为老年人提供的休闲和娱乐服务和产品。这包括旅游、文化活动、运动休闲、艺术爱好、社交活动等多个方面。随着社会生活水平的提高，老年人群体对于高质量休闲娱乐活动的需求不断增加。他们不仅追求身体健康，也越来越注重精神满足和社会参与。因此，定制化、舒适化、便捷化的休闲娱乐服务成为市场的发展趋势。2021年，45岁以上中老年旅游者的出游达到了11.94亿人次，占国内旅游市场的36.81%。这表明中老年人群已成为旅游市场的重要客源，老年旅游市场的规模预计将在未来几年内显著增长。

（5）居家照护业态。

居家照护业态是银发经济的一个重要组成部分，它主要关注为老年人提供的居住和日常生活照护服务。这一领域包括居家护理服务、老年人公寓、护理院、日间照料中心等不同形式的照护服务。老年人不仅需要基本的生活照顾，如饮食、服药、个人卫生等，还需要心理支持、康复训练和社交互动。因此，提供全面、细致、个性化的照护服务成为市场发展的重点。当前，居家照护市场主要集中在一线和二线城市，预计未来几年将逐渐扩展到更多城市和乡镇。

（6）教育与培训业态。

教育与培训业态在银发经济中涉及为老年人提供的继续教育、技能培训、休闲学习等服务。这一领域的发展，反映出老年人对知识和技能提升、生活质量改善以及社会参与的渴望。随着退休年龄的延长和健康水平的提高，许多老年人选择在退休后继续学习，以保持心智活跃、满足个人兴趣或适应快速变化的社会环境。教育与培训业态包括各类课程和活动，如语言学习、电脑技能、艺术创作、健康生活方式等，旨在满足老年人多样化的学习需求和兴趣。另外，在信息化和互联网技术的发展下，线上老年教育开始受到重视，逐渐成为老年教育市场的重要组成部分。根据相关研究，预计到2025年，中国老年教育市场的规模将达到数百亿元，老年教育与培训市场未来发展潜力巨大。

（7）智能家居产品业态。

智能家居产品业态专注于为老年人提供的高科技解决方案，以提高其生活质量和自理能力。这包括智能家居设备、健康监测工具、紧急响应系统、智能穿戴设备等。随着技术的发展和人口老龄化的加剧，老年人对于智能家居产品的需求日益增长。这些产品不仅提升了老年人的生活便利性，也增强了他们的安全感，帮助他们更好地与家人、医疗服务提供者和社会保持联系。智能家居产品在辅助老年人日常生活、健康管理和社交活动方面扮演着越来越重要的角色。在物联网和新兴技术的推动下，我国2023年智能家居产品市场的规模超过7000亿元，呈现出高速增长态势。

（8）健身与运动业态。

健身与运动业态专注于为老年人提供的体育活动和健身服务，以促进他们的身体健康和社会参与。这包括专为老年人设计的健身课程、水疗、瑜伽、太极、户外活动等。随着健康意识的提高，老年群体对于维持身体活力和提高生活质量的需求不断增长。这一市场不仅关注传统的健身活动，还包括了促进心理健康、社交互动和乐趣的元素，旨在为老年人提供全面的健康生活体验。预计到2025年，中国老年健身与运动市场的规模将达到数百亿元人民币。市场增长主要受益于老年人对于健康生活方式的追求和政府对于老年体育活动的支持。

（9）营养与饮食业态。

营养与饮食业态专注于为老年人提供的健康饮食和营养补充品，以满足他们特定的健康需求和饮食习惯。随着老年人对营养丰富、适合自身健康状况的食品和营养品的日益关注，市场需求日益增长。这一市场不仅涵盖了传统的健康食品，还包括了专门为老年人设计的营养补充品、健康饮品、定制化餐饮服务等。目的是帮助老年人保持良好的健康状况，预防慢性疾病，并提高生活质量。2022年中国功能性食品市场规模超过6000亿元，显示出中老年群体对补充营养、延缓衰老、抵御疾病等需求的显著增加。

2.2.2 智慧医康养产品

为了促进典型智慧健康养老产品与服务的推广应用，工业和信息化部、民政部、国家卫健委三部门从2017年开始组织开展了智慧健康养老产品及服务推广目录的申报工作。截至2022年，已累计收录228项智慧健康养老产品，其中健康管理类智能产品128项，包括可穿戴健康检测设备、健康监测设备、家庭医生随访工具包；养老监护类智能产品66项，包括智能监测设备、智能看护设备；家庭服务机器人9项；辅助器具类智能产品3项；适老化改造智能产品2项；2022年新增场景化解决方案20项，这展现出智慧技术与社会化养老相融合的趋势，并且越来越重视智慧技术的场景化应用。见表2-1。

表2-1 智慧健康养老产品及服务推广目录（2022年版）分类智慧健康养老产品

分类	小类	描述	基本要求	功能要求
1.健康管理类智能产品	1.1 可穿戴健康检测设备	具备心率、睡眠、心电、运动量或血氧等单一或多参数检测功能的可穿戴设备，如智能手环/手表、动态心电记录仪、智能服饰等		可实现对生理参数和健康状态信息进行动态监测，即时管理、预警等，对所具备的功能进行过严格的验证评估。指标符合相关标准
	1.2 健康监测设备	具备血压、血氧、心率、血脂、体脂、血糖、血尿酸、血脂、心电、骨密度等单一或多参数监测的智能设备，如智能血压计、毫米波雷达生命体征监测设备、睡眠呼吸障碍筛查设备等	具备独立的设备标识码，具备标准化传输模式；具备数据实时传输能力；具备与大数据平台对接服务的能力；数据与系统应符合相关信息安全标准；产品应符合电气安全等相关国家标准；具有趋势分析、智能预警等功能	具备与平台对接实现智能分析，警示和远程集中管理能力，对所具备的功能进行过严格的验证评估。指标符合相关标准
	1.3 家庭医生随访工具包	用于医护人员在基层诊疗随访中使用的集成式或分立式智能健康监测设备，如便携式健康一体机等		具备8种以上健康监测功能，可实现身份识别、健康档案查询、健康教育；支持异常检查数据识别功能；具备内部备份存储功能；支持离线及在线工作模式，适应基层医务人员实际中含心模式，内部存储不小于48小时；监测内容中含心电项目的设备，应具备心电远程会诊功能（心电图可存储并根据需要上传至心电远程会诊平台）。指标符合相关标准
	1.4 社区自助式健康检测设备	适用于社区机构、公共场所，集成了多种健康检测功能的设备集合及管理系统，便于居民开展自助健康指标监测，如健康站等		具备8种以上健康体检功能，可实现居民身份识别，健康档案查询、健康教育，通过视频/语音/IP电话/医生进行健康咨询，健康指标监测和数据采集等，与信息系统对接，无需专业人员辅助使用；支持远程双向视频对接。指标符合相关标准

续表

分类	小类	描述	基本要求	功能要求
2.老年辅助器具类智能产品	—	利用人工智能、增强现实、智能传感及控制等技术的智能辅助设备，如智能助听、助视设备等	具备独立的设备标识码，具备标准化传输模式，至具备数据实时传输与输出能力；具备对接大数据平台对接服务的能力；数据平台系统应符合相关信息安全标准；产品应符合电气安全等相关国家标准；具有趋势分析、智能预测预警等功能	对所描述的功能进行过严格的验证评估，并符合相关标准
3.养老监护类智能产品	3.1 智能监测设备	对老年人人身安全情况进行监测的跌倒报警、防走失、紧急呼叫、室内外定位等智能设备，如毫米波雷达、呼叫定位设备、红外热像仪等		对所描述的功能进行过严格的验证评估，并符合相关标准
	3.2 智能看护设备	为养老护理工作减负赋能、提高效率及质量的智能看护设备，如智能床垫、睡眠监测仪等		对所描述的功能进行过严格的验证评估，并符合相关标准
4.中医数字化智能产品	—	具有健康状态辨识、中医诊断治疗等功能的中医数字化智能产品，如中医四诊仪等		对所描述的功能进行过严格的验证评估，并符合相关标准
5.家庭服务机器人	—	围绕助老助残、家庭生活需求的残障辅助、家务、情感陪护、娱乐休闲、安防监控等智能服务型机器人，如机器人管家等		对所描述的功能进行过严格的验证评估，并符合相关标准
6.适老化改造智能产品	—	针对老年人进行适老化改造的智能设备，如智能电视、手机等		对所描述的功能进行过严格的验证评估，并符合相关标准

续表

分类	小类	描述	基本要求	功能要求
7. 场景化解决方案	7.1 家庭养老床位	集成多种居家安全和智慧养老产品，把养老机构专业化的养老服务延伸到家庭，对家有老人的家庭开展适老化改造、智能化改造、专业照护、远程监测等养老服务，满足居家老年人享受专业照护服务的需求	运用互联网、物联网、大数据等信息技术手段及智能终端设备，打造场景化解决方案。方案采用的信息化系统符合国家相关信息安全标准要求，具备安全防范管理机制，建立隐私数据管理和使用规范，保障用户隐私数据安全	具有紧急呼叫、环境监测、行为感知等基本功能
	7.2 智慧助老餐厅	面向社区养老食堂场景，集成应用互联网、人工智能等技术，提供便捷就餐服务		具有线上订餐、便捷支付、精准补贴、膳食管理、食品安全监管等一种或多种功能
	7.3 智慧养老院	集成应用智慧养老产品及信息化管理系统，提供运营智慧化服务，提升老机构运营效率		具有人住管理、餐饮管理、健康管理、生活照护、出入探视管控、无接触消毒等一种或多种功能
	7.4 智慧化康复中心	利用信息化服务平台及智能康复设备，实现康复过程流程化、信息化，提高康复训练效率及质量		具有康复计划追踪、康复情况评估、康复流程追踪等基本功能
	7.5 智慧药房	利用互联网、大数据、人工智能等信息技术手段，实现无接触式24小时配药服务		具有自助购药、快速发药、智能补药、药品管理、处方审核等基本功能

　　智慧医康养产品是应用数智化技术，为老年人提供更智能、舒适、便捷的医疗、健康和养老服务，给老年人提供全方位的生活支持，让老年人能够更加轻松地享受生活，提高自主生活能力，提升生活质量。

　　目前，现有的智慧医康养产品主要有健康管理类、助老服务类和智能监护类，可及时、高效地为老年人提供全方位、多层次、多元化的医康养服务。智慧医康养产品是一种结合了医疗、健康和养老服务的新型产品，旨在为老年人提供更加智能化、高效化的服务。

　　①智能硬件设备。利用智能设备监测老年人的健康状况，包括血压、血糖、心率等指标，帮助老年人及时了解自己的身体状况，预防潜在的健康问题。

　　②智能诊断系统。通过智能化诊断系统，为老年人提供在线医疗咨询和诊断服务，方便老年人及时了解自己的病情和治疗方案。

　　③智能家居系统。通过智能家居系统，为老年人提供远程照护等智能化、便捷化的养老服务，提高老年人的生活质量。

　　④健康管理系统。为老年人提供全面的健康管理服务，包括健康档案建立、个性化健康计划制订等，帮助老年人更好地管理自己的健康。

　　⑤智能康复辅具。提供智能化康复辅助设备和服务，如康复机器人、智能康复器械等，帮助老年人进行康复训练和功能恢复。

　　智慧医康养产品的优势在于能够整合医疗、健康和养老服务资源，为老年人提供更加便捷、高效的服务。同时，智慧医康养产品还能够通过智能化设备和软件，对老年人的健康状况进行实时监测和管理，提高老年人的生活质量。

　　目前，智慧医康养产品已经逐渐成为养老产业的重要发展方向之一。未来，随着技术的不断进步和市场需求的变化，智慧医康养产品将不断创新和完善，为老年人提供更加智能化、个性化、高效化的服务。

2.2.3　智慧医康养服务

截至 2022 年，已累计收录 204 项智慧健康养老服务，主要分为面向健康和养老两大类的服务。智慧健康服务 113 项，包括个性化健康管理、互联网+健康咨询、慢病管理、生活护理等；智慧养老服务 91 项，包括互联网+居家养老生活照料、老年人能力评估、线上老年教育/购物、养老机构信息化等服务类别。见表 2-2。

表 2-2　智慧健康养老产品及服务推广目录（2022 年版）
分类智慧健康养老服务

分类	小类	描述	基本要求	功能要求
1.智慧健康服务	1.1个性化健康管理	基于个体的健康现状，建立健康管理档案，经科学、系统和专业化的健康风险综合分析评估，提出健康管理指导方案	运用互联网、物联网、大数据等信息技术手段，提供智慧健康养老服务。具备各类健康养老数据管理和智能分析能力，具备健康养老大数据的智能判读、分析和处理能力。服务采用的信息平台符合国家相关信息安全标准要求，具备安全防范管理机制，建立隐私数据管理和使用规范，保障用户隐私数据安全	开展信息采集、体征监测、趋势分析、风险筛查、健康计划、预防保健、慢病管理、紧急救助、康复指导等服务
	1.2互联网+健康咨询/科普	利用互联网技术手段，实现预约的健康咨询，获取专家的预约服务和在线的咨询服务或互联网医疗服务；通过互联网平台获取多种医疗健康保健知识		开展在线咨询、预约挂号、诊前指导、紧急救助、诊后跟踪、康复指导、科普宣传、健康教育等服务
2.智慧养老服务	2.1互联网+居家养老生活照料	利用互联网技术手段，精准对接需求，开展老年人居家养老上门服务		开展助餐、助浴、助洁、助行、助医、助急等服务
	2.2互助养老	运用互联网、大数据、区块链等技术手段，采取时间储蓄、服务积分等方式，赋能互助养老		具有老年人信息管理、需求发布、时间存储记录、养老服务内容管理等功能，开展生活照护、精神慰藉等服务

续表

分类	小类	描述	基本要求	功能要求
2.智慧养老服务	2.3老年人能力评估	运用音视频技术、毫米波雷达、红外传感器等智能产品赋能老年人能力评估，提供智慧化老年人能力评估服务		按照老年人能力评估体系实施老年人能力评估服务
	2.4线上老年教育/购物	利用互联网技术手段，为老年人提供知识、资讯、娱乐、社交、购物等服务		开展课程培训、在线直播、购物等服务

资料来源：《智慧健康养老产品及服务推广目录（2022年版）》。

智慧医康养服务是一种利用智能化、信息化手段为老年人提供医疗、康复、养生、照护等服务的模式。通过结合医疗、养老和信息技术等领域，智慧医康养服务能够提供全方位、高效、便捷的健康管理方案，满足老年人的多元化需求。

（1）智慧医疗服务。

①智慧决策。依据患者病历、出入院情况、设备使用情况等医疗服务机构的运作数据，优化医疗机构的管理效率或服务模式，指导医疗监督管理机构进行管理决策，提高医疗资源利用效率和医疗服务水平。

②智慧诊断。利用机器学习等方法，从患者的检查图像、视频、文本、病历等检测记录或历史诊断记录中发现异常，辅助医生进行疾病的发现和诊断。

③智慧监测。通过分析挖掘物联网设备记录的数据，发现和监测老年人、慢性病患者可能出现的病情发生与进展，进行疾病的预警和早期诊断，及时提示患者进行医疗干预。

（2）智慧健康管理服务。

①个体化的健康管理。通过健康数据分析，根据人们的健康状况和需求，提出个性化的健康管理方案，以获得个性化的健康评价与健

康管理服务。

②实时监测和及时反馈。随时监测个体的健康数据，对健康数据进行全面评估和分析，实现实时监测和及时反馈，并根据个体的健康状况，及时调整健康管理方案。

③提高效率和精确性。通过持续的健康监测和定期的健康评估，精确地了解个体的健康状况和需求，有针对性地制订个体化的健康管理方案，提高健康管理的效果。

（3）智慧生活照护服务。

通过智能照护机器人、智能监测系统等，提供陪伴、监测老年人的状态、定期提醒用药等服务，将线上系统化健康管理与线下康复、助餐、助医和护理服务相结合，实现线上线下生活照护服务的融合。

（4）智能监测服务。

通过各类智能设备实现老年人活动信息、健康信息、安全信息、环境状况信息等的采集分析，为独居、空巢、高龄、失智失能等特殊老年人提供智能监测服务，出现险情及时预警和救援，最大程度避免意外发生，实时守护老年人的健康和安全。

（5）智慧系统化医康养服务信息平台。

通过为老年人提供医疗、安全照护、健康管理、生活照料、娱乐休闲、亲情关爱等方面的服务，实现医疗信息、健康信息、服务信息、大数据等管理平台的互通互联，构建立体化服务体系，让老年人享受一站式服务和全方位的服务保障。

2.2.4　市场机遇与挑战

随着我国老龄化程度的加深，老年人对健康管理、慢性疾病管理、康复护理、居家照护等智能养老产品与服务需求不断增加，多地开始探索智慧养老服务体系的创新实践，推动智慧医康养行业高质量可持续发展。数字化社会与老龄化社会交织，既为老龄文化、健康、服务、宜居、制造、金融等产业发展创造了新的机遇，又给家庭建设、代际关系、文化教育和社区治理等方面带来严峻的挑战。

（1）智慧医康养面临的机遇。

包括：

①市场需求增长。随着人口老龄化的加速和人们对健康管理的重视，智慧医康养服务的需求将会不断增长，为智慧医康养的发展提供了广阔的市场空间。

②技术进步推动。科技的进步为智慧医康养的发展提供了强大的推动力，未来随着技术的不断创新和应用，智慧医康养服务将更加智能化、高效化。

③政策支持。政府对养老产业的支持力度不断加大，未来有望出台更多政策支持智慧医康养的发展。

④跨界合作机会。智慧医康养服务涉及多个领域，跨界合作的机会较多，通过与相关领域的合作，可以共同推动智慧医康养的发展。

（2）智慧医康养面临的挑战。

包括：

①技术实现和应用难度。智慧医康养需要利用先进的技术手段，如大数据、人工智能等，但技术的实现和应用难度较大，需要具备相关技术实力和经验。

②服务质量和安全性。智慧医康养服务的质量和安全性是关键问题，需要建立完善的服务标准和监管机制，以确保服务的可靠性和安全性。

③数据隐私和安全。智慧医康养服务涉及大量的个人健康数据，数据隐私和安全问题需要得到充分保障，防止数据泄露和滥用。

④政策和法规限制。智慧医康养服务涉及医疗和养老两个领域，

需要遵守相关的政策和法规，但政策和法规的限制也可能制约智慧医康养的发展。

总之，未来，智慧医康养的发展需要抓住市场需求增长、技术进步、政策支持和跨界合作等机遇，同时也需要克服技术、服务质量和安全性、数据隐私和安全等方面的挑战，为老年人提供更加智能化、高效化的服务。

老龄产业与数字化、科技化进步相互结合，创造了新的生产和生活方式，机遇与挑战并存。智慧医康养以数字化社会为"土壤"，不仅能够应对日益深化的老龄社会对经济社会发展的冲击，同时能进一步提高老年人生活质量、增强全龄人口生活幸福感。

2.3　智慧医康养产业发展

在老龄化社会来临和健康中国战略推进背景下，养老产业迅猛发展。近些年，国家先后出台了一系列相关政策大力支持养老服务产业发展，积极探索社区养老、医养结合、智慧养老等新型养老方式，积极打造以居家为基础、社区为依托、机构为补充、医养结合的养老服务体系。随着人工智能、互联网、物联网、大数据分析、云计算、区块链等新技术的发展，养老产业迎来了新的发展机遇，我国养老产业正快速进入智慧医康养时代。

2.3.1　产业发展现状

智慧医疗和健康管理产业的市场规模在不断扩大。根据不同数据来源，我国智慧医疗的市场规模在2022年预计达到3766亿元，呈现加速增长态势。在健康管理领域，据中国医院协会《2019年中国健康管理白皮书》预测，到2025年，我国健康管理市场规模将达到1.2万亿元。另外，根据不同的数据来源，养老服务市场规模的增速在10%—15%。其中，社科院预测数据显示，到2030年，我国养老产业市场规模有望达到13万亿元。

智慧医康养结合了信息技术、医疗健康和养老服务，是一个全新的健康养老服务模式，旨在提升医疗、健康和养老服务的效率，优化患者康复过程，同时改善老年人的养老生活。

（1）我国智慧医康养产业的发展经历了三个阶段。

①萌芽起步阶段。这个阶段主要是指21世纪初，新型信息技术开始在医疗健康领域得到初步应用。随着移动互联网的迅速发展，智能医疗、智能养老等新型服务模式开始起步。

②探索实践阶段。这个阶段主要是指2010年以后，随着大数据分析、云计算等新科技的广泛应用，智慧医疗保健、智慧康养产业开始进入深层次的探索和实践阶段。

③提升拓展阶段。这个阶段主要是指2015年以后，随着我国对智慧城市、智慧社区等建设的重视与支持，智慧医疗、智慧养老产业开始得到大规模的推广和应用。

（2）我国智慧医康养产业的现状和发展趋势。

目前，我国智慧医康养产业已经成为一个庞大的产业链，涵盖了医疗、康复、养老、健康管理等多个领域，为人们提供了更加便捷、高效、个性化的医康养服务。

①技术应用逐步深化。大数据和人工智能更多地被应用于医疗诊断、个性化治疗方案的制订、医疗资源的优化分配等方面，大大提高了医疗效率和服务质量，智慧医康养产业在智能健康监测、远程医疗、康复辅助、智能照护等领域取得了显著进展。

②互联网医疗平台逐渐成熟。互联网医疗平台、远程医疗服务逐渐成熟，通过在线咨询、预约挂号、远程诊疗等方式，可提供更加便

捷、全面的医疗服务。

③社区养老服务推动发展。社区养老服务逐渐受到重视，通过智能化手段提供社区健康监测、社交互动、康复辅助等服务，促进老年人在社区中更好地生活。

④跨界融合助力产业创新。产业界和科技公司之间开展跨界合作，医疗、科技、金融等多个领域的合作将带来更多创新产品和服务，推动智慧医康养产业的快速发展。

⑤智慧养老市场不断扩容。依托智能信息技术而提供养老服务的智慧养老模式正在逐步成为我国养老市场未来发展的大势所趋。智慧养老不仅可以为老年人群体提供更加及时、科学、精准的服务，还能满足老年人居家养老的需求，未来发展空间巨大。

⑥适老化改造不断升级。智慧养老产品和服务为适应老年人需求不断进行改造。准确对接不同层次、不同年龄的老年人，提供个性化的产品和服务，为老年人提供更加便捷、舒适、易于操作的产品，让智慧养老的优势得到有效体现。

未来，智慧医康养产业将迎来更加广阔的发展前景。随着技术的不断进步和社会老龄化的加剧，智慧医康养产业将更加注重个体化、精准化的服务，通过大数据和人工智能等技术，实现更加智能化、高效化的服务。同时，随着社会需求的不断变化，智慧医康养产业也将不断创新发展，满足人们对于健康生活的渴望，智慧医康养行业有望继续保持快速发展。

2.3.2　产业运营主体

智慧医康养产业主体主要包括医疗机构、养老机构、康复机构、健康管理机构、信息技术企业、医疗保险机构、政府机构等。以上这些组织在智慧医养产业中发挥着不同的作用，通过合作和协同发展，可以提供更加全面、高效和优质的智慧医康养服务。

（1）医疗机构。

医疗机构是提供医疗服务和健康检查的主要机构，包括医院、诊所和体检中心等。在智慧医康养产业中，医疗机构可以利用信息技术提高医疗服务的质量和效率，如远程医疗、移动医疗和智能医疗设备等。应用案例包括在线预约挂号、远程诊断和手术、移动健康监测等。

（2）养老机构。

养老机构是为老年人提供养老服务和护理的机构，包括养老院、护理院和老年公寓等。在智慧医康养产业中，养老机构可以利用智能化技术提高服务质量和效率，如智能家居、智能照护和健康管理等。应用案例包括智能床垫监测老人健康状况、智能照护机器人提供护理服务等。

（3）康复机构。

康复机构是提供康复治疗和康复护理的机构，包括康复中心、疗养院和残疾人康复机构等。在智慧医康养产业中，康复机构可以利用智能化技术提高康复治疗效果和效率，如智能康复设备、虚拟现实康复训练等。应用案例包括智能康复机器人为患者提供康复训练、虚拟现实技术帮助患者进行心理康复等。

（4）健康管理机构。

健康管理机构是提供健康咨询、健康教育和健康促进等服务的机构，包括健康管理公司、心理咨询机构和营养师事务所等。在智慧医康养产业中，健康管理机构可以利用智能化技术提高健康管理的效果和效率，如健康管理软件、移动健康应用等。应用案例包括个性化健康管理计划、在线心理咨询和营养指导等。

（5）信息技术企业。

信息技术企业是开发和提供智慧医康养相关技术和产品的机构，

包括智能医疗设备、健康管理软件和智慧医康养平台等。在智慧医康养产业中，信息技术企业可以开发和应用智能化技术，推动产业的创新和发展。应用案例包括智能健康监测设备的开发、移动医疗应用的推出和智慧医康养平台的开发运营等。

（6）医疗保险机构。

医疗保险机构是提供医疗保险服务和理赔的机构，包括保险公司、社保机构和医保中心等。在智慧医康养产业中，医疗保险机构可以利用智能化技术提高理赔效率和风险管理水平，如电子病历管理、智能核保系统等。应用案例包括电子病历共享平台的建设、智能核保系统的应用等。

（7）政府机构。

政府机构是制定和执行相关政策和标准的机构，包括卫生部门、民政部门和残联等。在智慧医康养产业中，政府机构可以制定相关政策和标准，推动产业的健康发展。应用案例包括制定智慧医康养产业政策、推广智能化技术在医疗保健领域的应用等。

这些主体通过智慧医康养产业相互协作，形成一个完整的生态系统。医疗机构、养老机构、康复机构和健康管理机构提供具体的服务；信息技术企业和医疗保险机构提供技术和资金支持；政府机构则负责制定政策和标准，推动产业的可持续发展。通过各方的共同努力，智慧医康养产业可以为人们提供全方位、个性化的健康管理和养老服务，提高生活质量和健康水平。

2.3.3　产业生态体系

智慧医康养产业生态体系是一个全面整合医疗健康、养老服务、科技创新、智能制造、药品开发等多元化元素的综合生态系统。在这个生态体系中，各个环节紧密相连，形成了一个闭合的产业链。其中，医疗机构、康复中心、养老机构等作为服务提供方，通过引进先进的医疗技术、康复设备和护理理念，为人们提供全方位的健康养老服务；科技创新企业则通过研发智能化、便捷化的健康监测设备、远程医疗平台等，为服务方提供强有力的先进技术、设备设施支持；健康产业园区和健康金融也为这个生态体系提供了重要的支撑，健康产业园区能够促进产业集聚和产业链协同发展，健康金融满足了产业发展的金融需求。通过整合智慧医康养产业生态圈各环节的资源，实现医、康与养的一体化发展，着力打造一批特色鲜明、链条完整、功能完善的医康养服务基地和一批具有影响力和竞争力的医康养服务品牌，引导产业体系化发展、集群化发展。见图2-5。

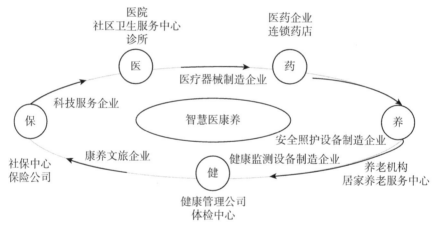

图2-5 智慧医康养生态图

构建智慧医康养产业生态体系需要政府、企业、社会组织等多方的共同努力和协作。通过整合资源、鼓励科技创新、建立标准化体系、制定激励机制、探索多元化服务模式等措施的实施，推动智慧医康养产业的快速发展和优质服务的提升。

（1）整合资源，形成产业链。

从政府层面应制定产业发展规划，明确智慧医康养产业生态体系的长远愿景和短期目标，为各参与方提供清晰的发展路线图。推动整合医疗、养老、康复、健康管理等领域的资源，包括医疗机构、康复中心、养老机构、健康管理机构等，通过协同合作，实现资源的共享和优化配置，形成完整的医康养产业链。

（2）鼓励科技创新，发挥支撑作用。

构建数字化基础设施，包括互联网、物联网、大数据平台等，以支持信息的流通、共享和分析。鼓励投资研发先进的医疗技术、康复设备和智能化技术，提升医康养服务的质量和效率。例如，利用人工智能、大数据等技术，开发智能化的健康监测设备、远程医疗平台等，为老年人提供更为便捷、精准的健康养老服务。

（3）建立标准化体系，规范服务流程。

制定医康养服务的标准和规范，建立服务流程和质量管理体系，确保服务的专业化和规范化。制定产品的统一标准和质量体系，确保整个生态系统的互操作性和协同工作，包括数据标准、医疗流程标准等。这有助于提升消费者的信任度和满意度，降低产品研发成本，提高产品与服务的集成度，推动医康养产业的良性发展。

（4）制定激励机制，激发各方积极参与。

构建共享经济模式，使得参与方能够分享生态系统的成果和价值。培育创新生态，鼓励创新企业的发展，提供创新创业支持。通过孵化器、创业加速器等手段，培育智慧医康养产业的创新生态。

（5）探索多元化服务模式，满足个性化需求。

针对老年人的不同需求和偏好，探索多元化的服务模式，如在社区层面建立参与机制，鼓励社区的积极参与和反馈。同时，注重根据老年人的身体状况、生活习惯等因素，提供个性化健康管理和养老服务。

打造智慧医康养产业生态体系是一个动态过程，需要各方通力合作，持续优化和演进，以适应不断变化的市场和技术环境。

第3章 开拓与探索：智慧医康养场景和功能

随着日益加速的人口老龄化进程，智慧医康养已逐渐成为满足老年人需求和有效应对老龄化挑战的重要途径。智慧医康养的核心在于运用人工智能、物联网、大数据等技术，将老年人与政府、社区、养老机构、医疗机构等有关服务主体及服务场景紧密相连，以此提供一个全方位、高度集成的服务体系。这一体系不仅覆盖了生活照料、健康管理、康复护理、安全保障等服务功能，还涵盖了人文关怀和休闲娱乐等多个方面服务内容。

3.1 智慧医康养的服务需求

3.1.1 智慧养老的需求

相较于传统养老模式，智慧养老展现出更加精准、高效、安全和便捷的特点。这种模式的核心优势在于，它不仅显著提升了老年人的生活质量，而且赋予了他们更多的尊严和价值。在智慧养老的框架下，老年人能够享受到更为人性化和个性化的服务，同时，这也大大提高了养老服务的效率和质量。

（1）居住环境智能化。

①智能家居设备：具备照明、温度控制、安全监控等功能的智能家居设备，能显著提升老年人居住的便利性和舒适度。

②语音助手：老年人能够通过简单的语音命令控制家居设备，这不仅简化了操作过程，还有助于提升他们的自主生活能力。

③智能健康监测：利用各种智能设备监测老年人的健康状况，如实时监控血压、血糖等关键指标，从而实现早期预警和及时干预。

（2）医疗保健服务智能化。

①远程医疗服务：提供在线医疗咨询和预约挂号等便利，极大地方便了老年人获得专业医疗建议和支持，尤其是对于行动不便或居住在偏远地区的老年人来说，这种服务尤为重要。

②智能健康监测：实时监测老年人的生理参数，如心率、呼吸等，这些智能设备可以帮助预防健康问题，并及时处理突发状况，从而提高老年人的整体健康水平。

③虚拟康复和健身应用：虚拟现实技术或移动应用提供个性化的康复训练和健身课程，这些应用不仅能促进老年人的身体健康，还能增加他们的活动量和社交互动。

（3）社交服务智能化。

①在线社区参与：提供线上社区活动和兴趣小组等，增强老年人的社交互动和参与感，这对于维持他们的社交联系和精神健康至关重要。

②在线教育平台：便于老年人学习新知识、了解社会动态，这些平台不仅提供知识更新的机会，还能帮助老年人保持思维活跃和终身学习的热情。

③智能社交应用：智能社交应用让老年人与家人、朋友保持联系，减轻孤独感，同时提高他们的生活质量和情感满足。

（4）安全服务智能化。

①智能门锁和监控：提高居家安全，便于家人或养老服务人员远程监控，确保老年人的安全。

②紧急呼叫系统：设置紧急呼叫按钮或智能手环等设备，确保在

紧急情况下能够快速响应和获得援助。

③智能安全保障：全方位监测居家环境，预防意外事故发生。

（5）生活服务智能化。

①在线购物和配送：便捷的在线购物平台和配送服务，满足老年人的日常需求，尤其对于行动不便或居住在偏远地区的老年人来说，这提供了极大的便利。

②家政服务和照料：提供一系列便捷的家政服务，如清洁、烹饪等，以及专门的照料服务，帮助老年人更好地管理家庭生活和个人卫生。

③智能生活辅具：助行器、智能轮椅等辅助设备，这些工具不仅提升了老年人进行日常生活活动的独立性，还增强了他们的自主能力和生活质量。

3.1.2 居家养老对智慧医康养的需求

居家养老，作为一种旨在提升老年人养老质量的模式，不仅为老年人带来了更高的生活满意度，同时也高效整合了社会养老资源，显著降低了家庭养老成本。这种模式在减轻子女的养老负担方面发挥着不可忽视的作用。在当前乃至未来一段时间内，居家养老将继续作为主流养老方式存在，其成功的构建离不开信息化和智能化手段的深度应用。通过实时监控老年人的身体健康状况、精神状态以及进行意外预防等措施，我们能够构建起一个完善且高效的智能居家养老模式。智慧居家养老通过利用先进的科技手段，为老年人提供一个安全、便捷、舒适且健康的居家养老环境。这种环境不仅精准满足老年人的日常生活和健康需求，还大大提升了他们的生活品质与幸福感。

这种智慧居家养老服务模式的关键在于其个性化和高度灵活的特性。通过定制化的服务，老年人可以享受到符合个人偏好和需求的养老服务，无论是日常生活的照料，还是健康监测和紧急医疗响应，都能得到有效保障。同时，这种模式也为老年人提供了更多的独立性和自主权，使他们能够在熟悉的家庭环境中安享晚年。此外，智慧居家养老还促进了跨界合作和资源共享。例如，通过与医疗机构、社区服务、技术提供商等的合作，能够实现更加全面和高效的服务提供。这种综合性的服务不仅使老年人得到更全面的照顾，还提高了养老服务的整体效率和质量。

（1）发展现状。

智慧居家养老，作为一种结合了智能化技术和居家养老的新型养老模式，近年来的发展呈现出以下特点：

①技术应用不断丰富。随着物联网、大数据、人工智能等前沿技术的快速发展，智慧居家养老领域的技术应用日益广泛和深入。例如，智能家居设备不仅可以监测老年人的日常生活习惯，还能实时跟踪他们的健康状况，而智能语音助手则极大地方便了老年人的日常沟通和信息获取。

②服务内容多样化。智慧居家养老服务的内容日益丰富，涵盖了健康管理、生活照料、安全监测、娱乐休闲等多个方面。这些服务不仅满足了老年人的基本生活需求，还注重提高他们的生活质量和幸福感。

③政策支持力度加大。政府对智慧居家养老的支持持续增强，出台了一系列相关政策措施，旨在鼓励企业和社会组织积极参与智慧居家养老的研发和服务提供。

④市场需求逐渐增加。伴随着人口老龄化的加剧，老年人对养老服务的需求不断增长。智慧居家养老正好满足了他们希望在家中享受高质量服务的需求，因此逐渐获得了市场的广泛认可和接受。

⑤服务模式不断创新。在实践中，智慧居家养老服务模式在不断进行探索和创新中，出现了许多新型的服务和商业模式。例如，一些企业通过与医疗机构的合作，提供了更加专业化和个性化的服务。

智慧居家养老服务作为一种创新的养老模式，尽管展现出巨大的发展潜力和优势，但在其发展过程中也存在一些挑战和问题。在具体的实践中遇到的痛点和挑战主要包括：

①技术应用不足。尽管智慧居家养老的技术应用日益增加，但仍存在技术"瓶颈"和不足。例如，一些智能设备操作复杂，不易被老年人掌握和使用。此外，技术的快速更新换代也导致老年人使用的设备可能迅速过时，需要频繁更新。

②服务质量不稳定。智慧居家养老服务的质量在不同服务提供商之间存在明显差异。部分服务提供商的资质和服务水平难以保证，导致老年人在使用服务时可能面临专业性不足、服务不规范等问题。

③数据安全和隐私保护问题。智慧居家养老服务中涉及大量敏感个人信息和健康数据的收集，因此数据安全和隐私保护成为一大挑战。一些服务提供商在数据管理和保护方面的不足可能引发老年人对个人信息安全的担忧。

④服务成本较高。智慧居家养老服务需要投入大量的资金和人力成本，因此价格相对较高。对于一些经济条件较差的老年人来说，难以承受高昂的服务费用。

⑤服务覆盖范围有限。目前智慧居家养老服务的覆盖范围还比较有限，特别是在偏远地区和经济条件较差的地区，老年人难以享受到这些服务。此外，由于服务资源的限制，部分老年人可能需要等待较长时间才能享受到服务。

为了解决这些问题，需要在加强技术研发与创新、制定统一的行业标准、重视数据安全和隐私保护、提升服务质量和人员素质等方面加大投入，并且需要政府、企业和社会组织之间的协作和共同努力，以推动智慧居家养老服务的可持续发展。总之，虽然我国智慧居家养老服务目前面临着一些挑战，但通过不断改进和完善相关政策和体系、加强服务人员的培训和管理、规范市场秩序等措施，智慧居家养老服务在我国有望迎来更加光明的未来。

（2）服务内容。

智慧居家养老服务的核心目标是提供全面且定制化的医疗、健康、康复、养老和生活服务支持，以保障老年人在家中的生活品质和安全；利用其独特的居家优势，通过现代科技手段，致力于为老年人提供一个更加安全、舒适和便捷的生活环境。智慧居家养老的几个主要服务内容如图3-1所示。

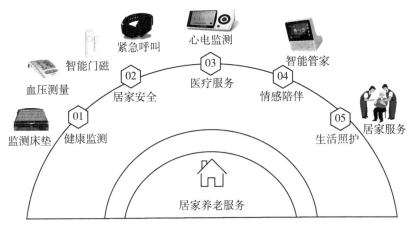

图3-1 智慧居家养老服务内容

①健康管理服务。通过佩戴的智能设备或家中安装的传感器，可以实时监控老年人的生命体征，如心率、血压、血糖等，并将数据传输给远程医疗服务中心。这些数据可以用于及时发现健康问题，并在紧急情况下快速响应。健康管理包括定期体检、健康档案管理、健康咨询等服务，配合上述智能化设备的监测，能够及时发现老年人的健康问题，并提供针对性的解决方案。

②社交互动服务。提供在线社交平台，鼓励老年人通过视频通话、社交媒体等方式与家人、朋友保持联系。社区服务可以通过这些平台

组织线上活动，实现与志同道合的人进行交流，帮助老年人减少孤独感，增强他们的社交生活，提升他们的生活满足感和幸福感。

③生活便利服务。除了提供常规的物业管理、家政、餐饮等服务外，智能家居系统还可以帮助老年人控制家中的灯光、温度、安全系统等，让他们能够更加轻松地管理家庭环境。此外，通过智能语音助手，老年人可以方便地进行日常提问、设定提醒，甚至进行在线购物，享受高品质的生活服务，从而提升生活的便利性和舒适度。

④安全保障服务。涵盖智能监控、紧急救援、安全提醒等功能。安装在家中的摄像头和传感器可以监控老年人的活动，并通过机器学习算法分析他们的行为模式，以预防跌倒和其他家庭事故。智能紧急呼叫允许老年人在遇到紧急情况时，一键求助。通过24小时智能监控，可以及时发现安全隐患，并在紧急情况下获得迅速救援。

⑤智能养老辅助服务。智慧居家养老还可以提供在线医疗咨询、健康讲座、心理辅导等服务。对于需要日常护理的老年人，可以通过预约平台安排上门服务，如家政、理疗、护理等。此外，一些可负担的智能医疗设备、智能养老设备等，使老年人的养老生活更加智能化，生活更加便捷和舒适。

⑥智能学习与娱乐服务。智慧养老服务还包括提供定制化的学习内容和娱乐活动，如在线课程、智能健身指导、虚拟旅游体验等，以丰富老年人的精神文化生活。

综合来看，智慧医康养服务在居家养老中的需求主要集中在提供全面和定制化的健康管理、社交互动、生活支持、安全保障、辅助服务和学习娱乐等服务，根据老年人的具体需求和喜好进行定制化设计，以保障老年人在家中的生活品质和安全。这需要智慧医康养系统综合应用物联网、人工智能、大数据等技术，实现全方位的服务覆盖。总之，智慧居家养老服务的推广和普及，不仅有利于提升老年人的生活水平，还有助于缓解社会养老压力，实现养老服务的可持续发展。

（3）发展方向。

智慧居家养老服务的发展方向主要包括以下几个方面：

①技术应用创新。通过物联网、大数据、人工智能等先进技术的应用，提供更加智能化和个性化的服务。例如，运用智能家居设备实现老年人居家环境的远程监控和自动报警，以及利用智能健康设备监测老年人的身体状况和健康数据，以提高老年人居家生活的安全性和舒适度。

②服务模式创新。结合"互联网+养老"的服务模式，融合线上和线下服务，以提供更加便捷、高效的养老服务。例如，通过线上平台提供预约挂号、在线医疗咨询等服务，使医疗健康服务更加便利和可及。

③服务内容多元化。除了基础的日常照料和医疗护理服务外，还包括精神慰藉、康复保健等服务。例如，为老年人提供心理健康咨询、组织文化娱乐活动等，满足他们的精神文化需求。

④服务质量提升。加强养老服务人员的专业培训和管理，以提高他们的服务技能和专业水平。此外，建立全面的服务标准和评价体系，规范服务行为，确保服务质量的持续提高。

⑤资源配置优化。利用信息技术手段优化资源配置，从而提高服务效率和质量。例如，建立一个综合的信息平台，用于匹配老年人的服务需求和可用的服务资源，实现资源共享和优化配置。

⑥政策支持加强。政府应出台相关政策措施，加强对智慧居家养老服务的支持。这包括提供财政补贴、税收优惠等激励措施，以鼓励更多的社会资本投入智慧居家养老服务领域。

⑦社会参与度提高。鼓励社会各界参与智慧居家养老服务的发展，形成一个多元化的参与格局，包括政府、企业、社会组织和家庭等。例如，支持企业开发相关的智慧居家养老产品和技术，同时鼓励社会组织在居家养老服务项目中发挥作用。

总之，智慧居家养老服务的未来发展需要利用其独特的居家优势，紧密围绕老年人的实际需求，加强技术创新和服务模式的创新，不断提高服务质量，优化资源配置，并结合政策支持与社会参与，共同推动智慧居家养老服务的可持续发展，同时也为整个社会养老服务体系的优化和升级提供重要支持。

3.1.3　社区养老对智慧医康养的需求

社区养老对智慧医康养的需求是多方面的，在智慧医康养的背景下，社区养老为更好地满足老年人在医疗、健康、生活等方面的需求，提高他们的生活质量和幸福感，通过融合更多先进技术和创新服务模式，实现智能化、个性化和高效化的养老服务。

（1）发展现状。

社区养老服务发展现状主要表现在以下几个方面：

①服务需求的显著增长。随着我国老龄化进程的加速，老年人对养老服务的需求急剧增加。社区养老，作为贴近老年人生活的养老方式，需求量持续攀升。

②服务内容的全面扩展。社区养老服务内容已经从最初的日常生活照料发展到医疗护理、康复训练、心理关怀等多领域，旨在全方位满足老年人的多元化的服务需求。

③服务主体的多元融合。社区养老服务主体已经由政府单一主体转变为包括政府、社区、社会组织、企业在内的多元化主体，各主体共同参与社区养老服务体系的构建，形成了合作与竞争并存的生态系统，推动了社区养老服务的创新与发展。

④科技应用逐渐普及。随着物联网、大数据、人工智能等现代科技在社区养老服务中的应用日益广泛，智能家居、远程健康监测等技术的使用，显著提升了社区养老服务的效率和质量。

⑤政策支持力度加大。政府不断加大对社区养老服务的支持力度，通过资金补贴、税收减免等政策措施，为社区养老服务的发展提供了坚实的基础。

然而，社区养老服务的发展仍然面临一些挑战，如服务人员短缺、服务质量不稳定、资金投入不足等。社区养老服务的"痛点"主要包括以下几个方面：

①服务人员不足。社区养老服务需要大量的服务人员，包括护士、康复师、心理咨询师等。然而，目前社区养老服务的人员数量严重不足，无法满足老年人的需求。

②服务设施不完善。许多社区养老服务设施建设不足，设备老化，无法满足老年人的需求。例如，许多社区没有足够的康复设施、娱乐设施等。

③服务质量不稳定。由于服务人员素质参差不齐，导致社区养老服务质量不稳定。此外，由于缺乏统一的服务标准和质量监管，导致不同社区之间的服务质量差异较大。

④服务内容单一。目前社区养老服务的内容相对单一，主要集中在日常照料和基本医疗方面。然而，老年人的需求是多样化的，他们需要更加丰富和多元化的服务内容，例如心理咨询、文化娱乐等。

⑤资金投入不足。社区养老服务的资金来源主要是政府投入，但政府投入不足，导致社区养老服务发展受限。同时，社会资本进入社区养老服务领域的积极性也不高。

⑥信息不对称。老年人获取社区养老服务的渠道有限，往往无法及时了解社区养老服务的最新动态和服务项目，导致信息不对称。

⑦社会参与度低。目前社区养老服务的参与主体主要是政府和社区组织，社会力量参与度较低。这导致了社区养老服务的资源有限，服务内容和服务方式也相对单一。

综上所述，为了解决这些"痛点"，需要加强政策支持、资金投入、服务设施建设等方面的工作，推动社区养老服务的可持续发展。同时，也需要加强社会力量的参与和合作，共同推动社区养老服务的发展。

（2）服务内容。

社区智慧养老是利用现代科学技术，围绕老人的生活起居、安全保障、医疗卫生、保健康复、娱乐休闲等各方面，提供实时、快捷、高效、低成本，物联化、互联化、智能化的养老服务。社区智慧养老模式本质上是一个"互联网+"的智慧养老服务平台，通过智能化设备和人性化管理，为老年人提供便捷、高效、舒适的生活服务。

社区智慧养老服务的内容主要包括健康管理、生活服务、休闲娱乐、安全防护和交通出行等方面。如图3-2所示。

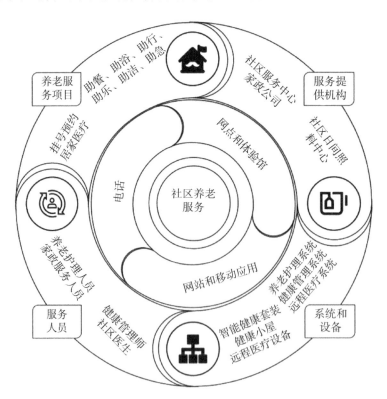

图3-2　社区智慧养老服务内容

①健康管理。包括定期健康检查、健康咨询、医疗陪护、康复服务、营养指导等，旨在提高老年人的健康水平和生活质量。

②生活服务。提供家庭保洁、居家修缮、代购物品、日常清洁、烹饪等服务，满足老年人的日常生活需求，提高生活质量。

③休闲娱乐。组织兴趣小组、文化培训、室内外活动、社交聚会、旅游等休闲娱乐活动，丰富老年人的精神文化生活。

④安全防护。提供居家安全设备、应急救援、安全培训等服务，保障老年人的生命财产安全。

⑤交通出行。提供代步车配备、接送服务、旅游服务、医疗陪护等服务，方便老年人的出行。

此外，社区智慧养老服务还包括智能设备的安装和维护，如智能门禁、智能照明、智能空调等，以提升老年人的生活便利性。同时，社区智慧养老服务也会提供在线咨询和预约挂号等服务，为老年人提供更加便捷的医疗服务。

社区智慧养老的优势在于，能够提高养老服务的效率和质量，满足老年人个性化、多样化的需求，同时也能够降低服务成本，提高服务覆盖面。社区智慧养老的发展需要政府、企业和社会各界的共同努力，加强政策支持、资金投入、服务设施建设等方面的工作，推动社区智慧养老服务的可持续发展。

（3）发展方向。

社区智慧养老服务的发展方向主要包括以下几个方面：

①智能化服务。利用物联网、大数据、人工智能等技术，实现老年人健康监测、智能照护、智能家居等服务，提高养老服务的智能化水平。

②个性化服务。针对老年人的个性化需求，提供定制化的养老服务，如个性化护理、定制化康复训练等。

③多元化服务。提供多元化的养老服务，包括日常生活照料、医疗护理、心理关怀、康复训练等，满足老年人多样化的需求。

④规范化服务。建立完善的养老服务标准和质量管理体系，提高养老服务的规范化和专业化水平。

⑤社会化服务。鼓励社会力量参与养老服务，推动养老服务的市场化和社会化进程，提高养老服务的可及性和可持续性。

为了实现这些发展方向，需要政府、企业和社会各界的共同努力，加强政策支持、资金投入、服务设施建设等方面的工作，推动社区智慧养老服务的可持续发展。

3.1.4　机构养老对智慧医康养的需求

机构养老在智慧医康养的大背景下正朝着更智能化、便捷化的服务方向发展。通过现代科技手段，如信息技术，机构养老不仅可以提供基础的生活照料与医疗护理，还能在康复训练、心理关怀等方面提供全面的服务，从而极大地提升老年人的生活品质。

（1）发展现状。

机构养老服务当前的发展呈现出以下几个关键趋势：

①智能化水平提高。科技的快速发展为养老机构带来了一系列的智能化设备和解决方案。比如，智能床垫可以在不干扰老年人休息的情况下监测其睡眠质量，智能手环则能够监测心率、血压等生命体征，并在异常情况发生时及时报警。这些设备的应用大大提升了养老服务的响应速度和管理效率。

②服务内容多样化。机构智慧养老服务已经发展成为一个多元化的服务体系，这不仅包括基本的日常生活照料，还扩展到了医疗护理、康复训练、心理关怀等领域。举例来说，一些机构提供个性化的康复训练计划，针对老年人的具体健康状况进行定制；心理关怀方面，通

过组织社交活动和心理疏导会谈，提升老年人的精神福祉。

③专业化程度提高。养老机构越来越注重服务团队的专业化建设。通过引进具有专业资格的医护人员、心理咨询师、康复师等，养老机构能够为老年人提供更为专业和细致的服务。同时，不断提升员工的专业技能和服务理念，以适应智慧养老服务的高标准需求。

④资源整合与共享。智慧养老机构正积极推动医疗、康复、护理等不同资源的整合与共享，提高服务资源的利用效率，促进服务模式的创新。例如，一些养老机构通过与医院合作，实现远程医疗服务，为老年人提供更加便捷的医疗渠道。

然而，机构智慧养老发展仍存在一些问题。机构智慧养老服务存在一些"痛点"，主要有以下几个方面：

①技术应用难题。智慧养老需要借助多种技术，如物联网、大数据、人工智能等，但很多机构在技术应用方面存在困难，如技术不成熟、缺乏专业人才等。

②服务费用高昂。由于智慧养老服务需要大量的技术投入和设备购置，因此服务费用相对较高，可能会让一些家庭望而却步。

③服务质量参差不齐。由于智慧养老服务在我国还处于起步阶段，服务质量参差不齐，一些机构可能存在服务不规范、管理不严格等问题。

④老年人接受度低。虽然智慧养老服务具有很多优势，但由于一些老年人对新技术存在疑虑和恐惧，所以不太愿意接受智慧养老服务。

⑤数据安全问题。智慧养老服务涉及老年人的个人隐私和数据安全，如何保障数据安全成为了一个重要的问题。

针对这些问题，需要从政策、资金、技术、培训和管理等多方面入手，共同推动智慧养老服务体系的完善和优化。政府可以通过制定相关政策、提供资金支持和税收优惠措施来鼓励和促进智慧养老服务的发展。企业和研发机构需加大技术创新力度，降低智慧养老服务的成本，同时提高技术的稳定性和易用性，以适应老年人的使用习惯和接受能力。社会和行业组织应积极宣传智慧养老的概念和优势，提高老年人及其家庭成员的认知度和接受度。此外，养老机构本身需要加强内部管理，建立健全的服务质量监控体系，确保每一项服务都能达到既定的高标准。对于数据安全问题，必须制定严格的数据管理规范和隐私保护措施，确保所有收集和存储的数据都有充分的安全保障，以赢得服务用户的信任。通过这些措施的实施，为老年人提供一个更安全、更舒适、更便捷的养老生活环境。

（2）服务内容。

智慧机构养老服务内容如图3-3所示。

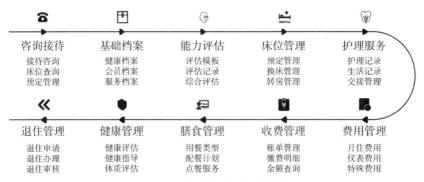

咨询接待	基础档案	能力评估	床位管理	护理服务
接待咨询	健康档案	评估模板	预定管理	护理记录
床位查询	会员档案	评估记录	换床管理	生活记录
预定管理	服务档案	综合评估	转房管理	交接管理

退住管理	健康管理	膳食管理	收费管理	费用管理
退住申请	健康评估	用餐类型	账单管理	月住费用
退住办理	健康指导	配餐计划	缴费明细	仪表费用
退住审核	体质评估	点餐服务	余额查询	特殊费用

图3-3　智慧机构养老服务

机构智慧养老的服务内容主要包括以下几个方面：

①生活服务：满足传统生活服务，如居家服务、餐饮服务、医疗服务、保洁服务等。此外，机构智慧养老还可以通过智能化技术提供全面、便捷的生活体验。例如，智能门禁系统能够保证老年人安全出入，智能照明和空调系统根据环境和个人偏好可自动调节，确保舒适度。此外，智能终端设备使得餐饮服务预订更为便捷，可以根据老年人的健康状况和口味偏好提供定制化的餐饮解决方案。

②健康管理服务：包括健康监测、健康咨询、预约挂号等服务。机构智慧养老通过智能化设备实时监测老年人的健康状况，提供个性化的健康指导和干预措施，如可穿戴健康监测设备，实时监控老年人的生理指标，通过数据分析，及时发现健康问题并提供个性化的健康指导和干预措施。同时，智能终端的在线咨询和预约挂号服务，为老年人提供更方便的医疗服务渠道。

③安全保障服务：包括智能报警、视频监控、安全巡逻等服务。机构智慧养老通过安装智能报警系统和视频监控，以及开展安全巡逻等服务，确保老年人的人身和财产安全。智能安全系统能在紧急情况下迅速响应，及时通知管理人员和家属，确保迅速的紧急援助。

④精神慰藉服务：包括心理关怀、文化娱乐等服务。机构智慧养老服务注重老年人的心理和精神需求，通过设置心理咨询室，定期开展心理疏导活动，帮助老年人调整情绪，增强社交能力。举办各类文化活动、娱乐活动和社交聚会，丰富老年人的精神世界，提升他们的生活幸福感。

综上所述，机构智慧养老服务的具体内容需要智能化技术和高度专业化的服务团队，未来的发展需要在技术创新、服务模式、人才培养和政策支持等方面进行更深层次的探索和实施。例如，加强跨学科人才的培养，举办结合医疗、护理、心理学和社会工作等多学科专业人才的综合培训，以便更好地满足全方位的机构养老需求。作为机构养老更应注重服务质量的持续提升和监控，建立健全的服务评估和反馈机制，不断优化服务内容，确保服务质量与服务效率的双重提升。

（3）发展方向。

随着我国老龄化进程的快速推进，长寿社会的到来使得机构养老服务市场潜力巨大，迫切需要提供更为专业、普及且综合的服务。机构养老服务的高质量发展必须以国家的宏观政策为导向，以科技创新为驱动力，致力于打造合理布局的社区化机构、形成连锁化业态、推进民营化运营主体、实现服务内容的细分化、保证服务过程的专业化、管理手段的智慧化以及人才队伍的专业化。

数字化、网络化、智能化的趋势为提高养老机构的服务质量和管理效率提供了新的动能。在这一过程中，应当重视将专业人才的培养与智能化管理相融合，全面提高养老机构员工的信息技术应用能力。此外，机构养老服务应与社区养老、居家养老形成有效衔接，实现养老服务的无缝对接和有效配合。

展望机构智慧养老服务的未来发展，可以着眼于以下几个方面：

①技术升级和创新应用。随着科技的持续发展，新技术如人工智能、物联网、大数据将被广泛应用于机构养老服务中，以提升服务的精准性和响应速度。技术的创新不仅可以提高养老服务的质量，还能促进整个养老产业的转型和升级。

②个性化服务。机构养老服务将更进一步注重满足老年人的个性化需求。通过智能化设备的广泛应用和大数据分析，能够根据老年人的健康数据、生活习惯和个人喜好，提供更为个性化和定制化的服务方案。例如，根据老年人的身体状况定制个人化的康复计划，以及根据饮食偏好和营养需求提供个性化的餐食服务。

③跨行业合作和资源整合。未来的机构养老服务将加强与医疗、康复、家政、娱乐等其他行业的合作。通过资源整合，构建一个多功能、一体化的服务生态，为老年人提供更加全面的健康和生活服务。

④政府支持和监管加强。政府将继续发挥在机构智慧养老服务发展中的支持和引导作用。通过出台相关政策、提供财政资助和税收优惠等措施来激励行业发展，同时建立完善的监管体系，确保智慧养老服务的标准化和安全性。

⑤社区养老和家庭养老相结合。机构智慧养老服务将与社区养老、

家庭养老相结合，形成互补的服务体系。这种融合模式可以使老年人在享受社区和家庭的熟悉环境的同时，也能接受到机构智慧养老服务的专业支持，实现个性化需求与传统养老模式的完美结合。

总之，机构智慧养老服务的未来发展将是一个多元化、专业化、智能化并充满人文关怀的服务体系。在这一过程中，关键在于充分利用科技创新，不断提升服务质量，确保老年人能够享受到安全、舒适、尊严的晚年生活。同时，还需保持行业的开放性和包容性，鼓励更多社会资本和社会力量的参与，以推动整个养老服务行业的持续健康发展。

3.2 智慧医康养场景设计

3.2.1 智慧医疗服务场景

随着信息技术的飞速发展，智慧医疗服务已经成为医疗领域发展的重要趋势。这种新兴的服务模式通过整合互联网、物联网、大数据分析、人工智能等现代科技手段，显著提高了医疗服务的效率和质量，特别是为老年人群提供了更为便捷、快速、有效的医疗保健服务。如图3-4所示。

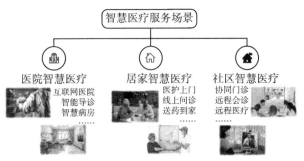

图3-4 智慧医疗服务场景

（1）医院智慧医疗服务场景。

医院作为智慧医疗服务的前沿阵地，正在不断地革新老年人的医疗健康服务模式。这种服务利用先进的互联网技术，为老年患者提供更为便捷、高效且个性化的医疗体验，极大地改善了他们的就医流程和体验。

①智能导诊就医场景。智能导诊系统是一种基于人工智能技术的医疗咨询系统，旨在帮助患者快速找到适合自己的医生和科室。该系统通过多轮友好的智能问诊了解患者病情，运用自然语言处理（NLP）技术将患者的口语表述转换成标准的医学术语，从而更加准确地判断患者的具体病情和症状。

该系统基于权威医学教科书和大量医学文献构建了庞大而详细的医学知识图谱，覆盖了广泛的疾病和症状信息。这使系统在分析和判断患者病情时具有更高的准确性和可靠性。此外，通过分析医生的专业特长和治疗经验，系统能为患者匹配最合适的医生和科室，从而为患者提供更为个性化和精准的医疗服务建议。

该系统采用多模态交互技术，通过语音、文字、图像等多种方式与患者进行交流，从而更全面地了解患者的病情和需求。此外，系统还采用了多种算法和技术，如自然语言处理、深度学习、知识图谱等，以确保结果的准确性和可靠性。

总之，智能导诊系统的应用优化了患者的就医路线，能够显著缩短患者的等待和转诊时间，减少不必要的等待和往返，提高整个就医流程的效率。同时，该系统还可以有效减轻医生的工作负担，改善医疗资源分配，进而提高医疗资源的整体利用效率。

②就医过程便捷化场景。院内导航与信息查询，通过院内导航系统，老年人可以在复杂的医院建筑中轻松找到目的地，有效避免走失和迷路的情况。此外，实时的检查检验结果推送、门急诊病历自助查

询等服务，则可以让老年人第一时间获取自己的医疗信息，增加就医透明度，减少误解和焦虑，增强患者对治疗过程的理解和信心。

③诊前诊后智能化场景。借助预约挂号系统，老年患者可以避免长时间的排队等待，同时，候诊提醒功能确保他们能够及时就诊。此外，在线结算和移动支付功能，简化了诊疗和缴费流程，降低了老年人在就医过程中的物理和心理负担。

④远程医疗服务场景。远程医疗服务是线下医疗服务的延伸。首先，对于无法亲自前往医院的患者，医院提供远程医疗服务，医生可以通过视频会议系统与患者进行面对面的咨询，进行初步诊断和跟踪治疗进展。其次，对已经看诊过的老人，通过线上远程医疗平台的复诊服务、药品配送和健康咨询，延伸医院的服务触角，使老年患者能够在家中享受到连续的医疗关怀。这种模式尤其适合行动不便或慢性疾病的老年患者。他们可以通过视频会诊与医生进行交流，避免了反复前往医院的疲劳和风险。

总之，互联网医院通过各种信息技术和智能化服务，不仅提高了老年人就医的效率和便捷性，还在很大程度上加强了医患之间的沟通和互信，提升了医疗服务的透明度和患者满意度。随着未来技术的持续进步，互联网医院的服务功能将更加完善，应用范围将更加广泛，从而能更好地服务于老年人群，满足他们对健康和医疗服务的高质量需求。

（2）社区智慧医疗服务场景。

①协同门诊服务场景。协同门诊服务场景作为当前医疗服务体系中的一项创新，通过在线交流和沟通平台，实现了不同医疗机构间医生的紧密协作，有效共享医疗资源和专业知识。这种服务模式在提高医疗服务效率的同时，还极大地丰富了医疗服务的内容和形式。

首先，加强社区医疗机构与其他医院的联动。在协同门诊模式下，社区医生在遇到复杂疾病或专科问题时，可以通过平台向平台内医生或专家寻求远程协助和指导。这种紧密的医疗合作不仅提升了社区医疗服务的质量和准确性，也为患者提供了更加全面和专业的诊疗服务。

其次，优化医疗资源配置与信息共享。协同门诊通过在线平台的运作，有效促进了不同医疗机构之间的信息交流和资源共享。这不仅解决了社区医院在诊断和治疗中可能遇到的困难，也为可能的转诊和会诊提供了充分的信息准备和沟通基础，从而提高了整体医疗服务的效率和质量。

再次，减轻大医院的就诊压力。通过协同门诊，可以有效减少患者不必要的大医院就诊，减轻大医院的就诊压力。同时，这也使患者能在社区医院获得及时、有效的诊疗服务，避免了因就医困难带来的时间和经济负担。

最后，促进分级诊疗制度落实。协同门诊作为分级诊疗制度的有效实践，有助于平衡医疗资源的分布，提高医疗服务的整体水平。通过这种模式，社区医院的功能得到了加强，大医院的专业资源得到了更有效的利用。

总体来看，协同门诊作为一种创新的医疗服务模式，不仅提升了医疗服务的效率和质量，还促进了医疗机构间的协作与信息共享，有助于医疗资源的合理配置和优化。这种模式的普及和应用，将有利于建立更加高效、便捷、协调的医疗服务体系，为患者提供更加优质的就医体验，并且有望成为推动我国医疗体制改革和升级的重要力量。通过协同门诊，医疗服务不再仅局限于单一医院内部，而是形成了一个更广泛、更灵活、更高效的医疗服务网络，这对于适应当前快速变化的医疗需求，实现医疗服务的优化和创新具有重要意义。

②远程会诊服务场景。远程会诊服务作为当代医疗服务体系中的

重要组成部分，为社区医疗服务提供了强大的技术支持和专业指导，是社区医生的临床诊疗工作中非常重要的工具。特别是在处理疑难杂症或制订治疗方案遇到困难时显得尤为重要，此时社区医生可以向上级医院申请远程会诊。

上级医院会根据社区医院的申请和患者的病情，安排相关科室的专家进行远程会诊。通过远程会诊，下级医院可以将患者的医学数据上传到上级医院，包括影像资料、检验资料、超声资料、心电资料等。如果患者在上级医院就诊过，还可以将上级医院的医学数据与下级医院的医学数据进行合并，从而全面展示患者的医疗数据。

通过远程会诊服务，可加强社区与上级医院的联系，既提高了诊疗的准确性，也为社区医生提供了宝贵的学习和提升机会。在远程会诊过程中，可以实现患者医疗数据的全面共享，包括影像、检验、超声、心电等资料。此外，远程会诊可以减少患者就医负担，通过减少患者不必要的转诊次数和等待时间，降低医疗成本，减轻患者的经济和心理压力。对于行动不便或远离大医院的患者而言，这一服务尤为重要。最重要的是，通过远程会诊提升诊疗质量与效率，社区医院的医生可以获得上级医院专家的即时指导和支持，有效提高诊疗的质量和效率。这种专家资源的下沉，有助于提升基层医疗机构的服务水平，最终能够推动医疗服务均衡发展。远程会诊促进了医疗资源的优化配置和均衡发展，让更多的患者能够在本地享受到高质量的医疗服务，促进了整个医疗体系的公平性和效率性。

综上所述，远程会诊不仅在技术层面带来了便利，还在医疗服务的质量、效率和公平性方面发挥了重要作用。随着医疗信息技术的不断发展，预计远程会诊将成为医疗服务体系中更为普遍和重要的一环，对提升基层医疗服务能力和整个医疗体系的效率具有深远影响。

③远程医疗服务场景。社区医院作为基层医疗机构，医务人员和医疗资源相对有限，甚至无法实现协同门诊和远程会诊，此时远程医疗服务作为医疗体系中的重要补充，可以提升社区医疗机构的诊断和治疗能力。

远程诊断是指，当社区医院面临复杂的心电、影像等疑难病例时，可以上传患者的医疗数据并请求得到远程诊断支持；专家通过远程医疗平台对病例进行深入分析，并提供专业的诊断意见和建议。专家完成的诊断报告在审核通过后，能够通过平台迅速发送回申请的社区医院。社区医院医生可以实时下载、查阅和打印这些报告，从而及时向患者提供详细的诊断结果和治疗建议。在必要情况下，如果社区医院无法提供相应的治疗服务，远程医疗平台还可以协助医院快速完成患者的转院流程。通过这种方式，患者可以被及时转移至具备更高水平治疗条件的上级医院，确保得到更有效的治疗。

远程医疗服务作为当前医疗体系的一个重要补充，能够有效地提升基层医疗机构的诊疗水平。随着医疗信息技术的持续发展和完善，预计远程医疗服务将在未来的医疗体系中发挥更加重要的作用。

（3）居家智慧医疗服务场景。

①居家医疗服务场景。居家医疗服务通过线上下单模式为老年人及其家属提供了极大的方便，是一种非常贴心、便捷的服务方式，特别适合那些行动不便的高龄或失能老年人。对于这些老年病人，受身体原因或其他限制，他们很难亲自前往医院或诊所接受医疗服务，因此，居家医疗服务为他们提供了一个很好的解决方案。

居家医疗服务的内容也非常丰富，包括医疗护理、检验标本采集、便捷医学检查、长期疾病的监测和管理、药物管理、伤口护理、康复训练等。通过平台，他们可以轻松申请所需的医疗服务，医院或社区卫生中心将根据评估结果安排专业人员上门服务，从而大大降低了老年人外出就医的难度，确保了他们的定期检查和健康监测不被忽视。专业的医护人员上门服务，不仅可以及时发现并处理健康问题，还能提供必要的生活护理和心理支持。

总而言之，通过居家医疗服务，老年人可以在自己熟悉和舒适的家庭环境中接受医疗服务，这对于他们的身心健康和生活质量都有积极的影响。同时，这种服务模式也为家庭成员减轻了照护的负担。居家医疗服务作为医疗服务创新的重要部分，提供针对老年人的个性化、专业化的医疗服务，随着技术的发展和社会对老年医疗服务需求的增加，预计这种服务模式将得到进一步的发展和普及。

②线上问诊服务场景。线上问诊服务作为居家智慧医疗体系中的重要场景，是一个非常方便且实用的医疗服务方式，特别适合于轻症患者和慢性病患者。他们通常不需要紧急的医疗处理，但仍然需要专业的医生咨询和建议。这种服务模式通过利用现代通信技术，提供了一种快速、便捷且有效的远程医疗咨询方式。

线上问诊作为一种方便、快捷的咨询方式，患者通过语音、图文或视频等多种形式在线上与医生进行沟通。这种方式特别适合那些身体行动不便、居住偏远，或忙于工作无法亲自前往医院的患者。通过线上问诊，患者可以在家中轻松获得专业医生的医疗咨询和建议，无须耗费时间和精力前往医院排队等候。此外，通过线上问诊，医生可以根据患者的病情在线上开具药品处方或检查检验处置单。患者可以直接到医院的药房或检验部取药或进行检查，无须再次排队等待，大大提高了就医的效率。更为重要的是，线上问诊服务有效减少了患者到医院就诊可能产生的交叉感染风险，尤其对于一些免疫力较弱的患者来说，这种服务模式更加安全、可靠。

综合来看，线上问诊服务不仅为患者提供了一种更加便捷、高效的医疗服务方式，也为医疗系统减轻了一定的就诊压力。随着医疗信息化技术的不断进步和普及，预计线上问诊服务将在未来的医疗服务体系中扮演更加重要的角色，为更多患者带来便利和高质量的医疗体验。

③线上购药服务场景。线上购药服务是互联网医疗发展的重要组成部分，它为行动不便的患者提供了极大的便利。这种服务模式尤其适合老年人、孩子、残疾人以及其他有行动困难的患者，有效缩短了他们获取药物的时间和距离。

经过线上问诊后，医生可以根据患者的具体病情开具电子处方。患者可以在互联网平台上查看处方，选择购买所需药品，并完成在线支付。药店接到订单后，经过专业药师的审核，便会安排药品的配送。专业的配送人员将药瓶送到患者指定的地址，为患者节省了外出的时间和精力，降低他们在外出过程中可能遭遇的风险。尤其是对于一些需要长期服用药物的慢性病患者来说，这种服务提供了极大的便利。

通过规范的处方审核流程和药品管理体系，线上购药服务能够保障药品的质量和安全性。药店配送的药品均经过严格的质量控制，确保了药品的有效性和安全性。此外，通过电子化的处方审核流程，有助于加强对处方药的管理，可以有效减少不合理开具处方和药品滥用的情况，确保患者使用药品的合理性和安全性。

总体来看，线上购药服务不仅提供了便捷、高效的购药途径，还在保证药品质量和安全性的同时，提升了患者的医疗体验。随着互联网医疗技术的不断发展和完善，预计这种服务模式将越来越普及，成为居家智慧医疗服务体系的重要组成部分。

3.2.2 智慧健康管理场景

智慧健康管理场景如图3-5所示。

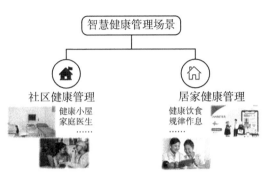

图 3-5　智慧健康管理场景

（1）社区健康管理场景。

①社区健康小屋服务场景。社区健康小屋作为社区健康管理的重要场景，通过在社区服务中心部署智能健康监测设备，如健康体检一体机、智能中医四诊仪、动脉硬化指数测量仪、血糖/血酮/尿酸分析仪等，可以为辖区居民提供便捷、高效的体检和健康检测服务。通过这些设备，可以快速完成血压、心率、血糖等各种健康数据的采集和分析，为居民建立健康档案，并对健康数据进行跟踪。

这种智能化的健康监测方式具有许多优势。首先，它能够及时发现患病风险，为居民提供预警，有助于及时干预和治疗，避免病情恶化。其次，通过对社区居民健康数据的长期跟踪和分析，社区服务中心能够更好地了解居民的健康状况，从而制订更有针对性的健康管理和干预方案。此外，智能化的健康监测设备不仅提高了健康检测的效率，还减少了人为操作的错误，确保了检测结果的准确性和可靠性，减少漏诊的可能性。

通过社区健康小屋服务，居民可以更加直观地了解自己的健康状况，提高健康意识，并根据专业建议进行自我健康管理，从而促进整体的身心健康。通过社区健康小屋服务，社区服务中心也可以为辖区居民提供更加全面、个性化的健康服务，有助于提升整个社区的健康管理水平，从而推动社区健康服务的现代化和智能化。

②家庭医生服务场景。家庭医生在社区医疗服务中扮演着非常重要的角色。他们可以为每位社区居民建立和维护个人健康档案，这不仅包括基本的健康信息，还包括病史、用药记录、过敏史等重要信息。通过定期更新这些信息，家庭医生能够更好地了解每位居民的健康状况与服务需求。对于老年人、慢性病患者等特殊群体，家庭医生会定期与其联系，了解他们的健康状况和服务需求，可以为他们提供个性化的健康管理计划，包括定期的健康体检、疾病预防、健康咨询和药物管理。对于行动不便的老年人或其他需要特殊关怀的居民，家庭医生还可以提供送药上门等便利服务，确保他们能够及时、准确地接收到必要的药物治疗。

除了提供医疗服务外，家庭医生还定期为社区居民提供健康教育和防病知识的宣传，提高他们的健康意识和自我保健能力。这些活动不仅限于医疗机构内，还可以通过开展社区义诊、健康讲座等形式，进一步加强与居民的联系和互动，让医疗服务更加贴近社区居民的实际需求。

总之，家庭医生在社区医疗服务中发挥着关键作用。通过为社区居民提供持续、全面的健康管理和医疗关怀，可提高社区居民的健康水平，提升他们的生活质量。随着社区医疗服务模式的不断发展和完善，家庭医生的作用将更加凸显，成为推动社区智慧健康管理的关键力量。

（2）居家健康管理场景。

居家健康管理是指在家庭生活环境下，通过健康饮食、规律作息、适度运动、保持良好的卫生习惯、避免不良习惯、心理调节等措施，保障家庭成员的身心健康，提高居民健康水平的一种综合性管理方式。

①健康饮食：保持均衡的饮食，摄入足够的营养，避免暴饮暴食，

少食用高热量、高脂肪和高盐的食物。

②规律作息：保持规律的作息习惯，每天保证足够的睡眠时间，避免熬夜和过度疲劳。

③适度运动：根据自身情况，选择合适的运动方式，如瑜伽、慢跑、游泳等，保持适度的运动量，增强身体素质。

④保持良好的卫生习惯：勤洗手、保持家庭环境清洁、保持良好的个人卫生等。

⑤避免不良习惯：如戒烟、限酒、远离毒品等。

⑥心理调节：保持乐观的心态，积极面对生活中的挑战和压力，避免情绪波动过大。

3.2.3　智慧养老服务场景

随着信息技术与健康养老行业的深度融合，我们正见证着智慧养老领域的快速发展和变革。核心技术如芯片、感应器以及操作系统的持续完善，为行为监测、生理检测、室内外高精度定位和健康数据分析等关键领域带来了显著的技术进步。这些技术的集成创新和融合应用，正在以前所未有的速度和效率推动智慧养老服务的发展。

同时，我们也观察到康复辅助、养老监护等智能产品的种类日益增多，其产品质量和性能也在不断提升。这些智能产品不仅丰富了养老服务的应用场景，还使服务内容更加全面和细致，服务模式也在不断创新和完善。这些变化在很大程度上满足了日益增长的智慧健康养老需求，有效地缩小了老年人在数字技术应用方面的差距，即所谓的"数字鸿沟"。

更值得一提的是，这些技术和服务的发展显著提升了老年人群体在健康和养老方面的幸福感、获得感和安全感。随着技术的不断进步和智慧养老服务模式的日益成熟，我们有理由相信，未来的养老服务将更加人性化、高效化，能更好地满足老年人的健康和生活需求，为他们的晚年生活带来更多的便利和舒适。

智慧养老服务场景如图3-6所示。

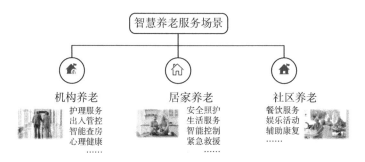

图3-6 智慧养老服务场景

（1）居家养老场景。

智慧居家养老服务，作为一种新兴的养老模式，充分利用了各类智能化设备、移动互联网技术以及先进的管理信息系统。这一服务模式专注于为居家老年人提供全面的健康管理和监测，实现了与养老数字化运营平台的高效对接。服务提供者利用远程查看、信息推送以及报警预警系统，根据每位老年人的具体居住条件和个人时间安排，提供量身定制的服务支持，确保每位老年人能够接受精准、个性化的养老服务。通过这一智慧化的服务体系，智慧居家养老不仅满足了老年人在居家环境中的养老和养生需求，而且还实现了居家养老传统模式的数字化创新和发展。这种服务模式有效地弥补了居家养老在时间和空间上的限制，以及专业化服务方面的不足，为老年人提供了更加全面和便捷的养老选择。在智慧居家养老的环境下，老年人可以根据自己的需求和偏好，在全天候的时间框架内选择并享受到各类专业化的养老服务。

①居家安全照护场景。面对高龄独居老年人居家安全与健康的挑

战，实施一套全面的生活行为监测与安全服务系统势在必行。这一系统的核心是在尊重并保持老年人日常生活习惯的基础上，利用先进的技术手段进行全方位的居家安全监测和健康风险预警。对于全面的居家安全监测，通过在老年人的居住环境中安装智能传感器，我们能够进行实时的跌倒监测、燃气泄漏检测、烟雾报警以及溢水报警。这些智能设备可以连续监测并在异常情况发生时立即发出警报，确保老年人的居住环境安全。对于健康风险预警，这种监测系统不仅限于环境安全，还能够对老年人的生活行为进行观察，从而及时发现可能的健康风险。例如，系统能够识别异常的行动模式或活动减少，这可能预示着健康问题的出现，从而能够及时进行干预或通知紧急联系人。

这居家安全照护服务的设计重点在于，尽管采用了高科技手段，但并不会对老年人的日常生活习惯造成干扰。这意味着老年人可以在熟悉的家庭环境中继续他们的正常生活，同时享受到增强的安全保护和健康监控。通过这种综合性的监测与预警系统，老年人的居家安全得到了有效的保障，减少了意外事故的发生，也为老年人的亲友提供了心理上的安心，知道他们即使独居，也处在一个安全、受监控的环境中。

②居家生活服务场景。随着社会老龄化趋势的加剧，越来越多老年人和他们家庭成员对于多样化养老服务的需求日益增长。尽管市场上的养老服务正在逐渐增加，但仍存在一个显著的问题：老年人往往难以找到符合自己实际需求的服务供应商，同时缺乏有效的评价机制来选择最佳服务提供者。这种供需之间的错位现象，导致许多老年人未能获得合适的养老服务，而他们的支付能力却在不断增强。

为了更好地解决这一问题，我们提出了构建一个养老生活服务供需对接平台的想法。该平台将采用"互联网+"技术，为养老服务提供者和需求者搭建一个互动交流的"桥梁"。通过这个平台，老年人和他们的家庭成员不仅能够了解到各类养老服务供应商的详细信息，还能够便捷地获取服务评价和反馈，帮助他们做出更加明智的选择。此外，平台还将提供包括生活照料、助浴服务、代办服务、安全守护以及助餐配餐上门等多元化的服务内容。这样的一站式服务模式将极大地便利老年人的生活，使他们能够根据自己的个性化需求，选择性价比最高的服务项目，从而满足他们日益增长的多元化养老服务需求。

总之，通过构建这样一个养老生活服务供需对接专区，我们能够有效缓解市场供给与老年人实际需求之间的错位现象，为老年人提供更加贴心、高效的养老服务。这个平台不仅增加了老年人对养老服务的可及性和选择性，而且还提高了服务提供者的市场透明度，促进了养老服务市场的健康发展，同时也能为养老服务提供者带来更多机遇，共同构建一个更加和谐、便捷的养老服务生态系统。

③居家智能控制场景。利用智能交互设备提升老年人的居家生活便利性和舒适度。通过使用简单的语音指令，老年人可以轻松地操控家中的各种设备，无须进行复杂的物理操作。老年人可以通过语音指令轻松调节室内温度、调整灯光亮度、远程锁定门锁、管理智能家电、控制智能窗帘和窗户等，使居家环境更加符合他们的个人舒适标准。这些智能控制功能不仅大幅度简化了老年人的日常生活操作，还增强了他们的居家生活质量，享受到更加舒适和安全的居家生活环境，同时也能感受到科技带来的便利和乐趣。随着智能家居技术的不断发展和普及，未来的居家生活将变得更加智能化和人性化。

④居家紧急救灾场景。其一，自主救护场景：提供一个老年人使用简单、操作简便、服务精确、收费不高的紧急救护整体解决方案。为解决老年人对于紧急救援设备使用上的难题，重点在于简化设备的安装和使用流程，使其功能更加人性化。例如，随身佩戴的手环或手表类设备应具备较长电池续航能力，并且操作简便，一键即可呼叫救

援。此外，固定装置如"一键通"电话机应配备语音唤醒和呼救语音识别功能，以便老年人在紧急情况下快速使用。

其二，无感监测报警场景：对于老年人在无人照护时的安全保障，设计一个无感监测报警系统。该系统能在老年人发生中风、跌倒、心梗等紧急情况时，及时监测并发出报警信息，通知监护人或其他指定人员。这套系统的设计要求包括高检测率、低误报率，安装便捷，同时能够保护老人的隐私。此外，设备的价格需合理，并能有效解决供电和通信问题，确保在紧急情况下的可靠性和实时性。

☞ **典型案例**

苏州市姑苏区"居家乐"虚拟养老院[12]

姑苏区是苏州市老龄化程度最严重的地区，截至2022年，全区60周岁及以上户籍老年人口数23.66万人，老龄化率高达31.52%。2007年创建的居家乐养老服务中心，是一家民办非企业类社会组织，负责承接政府购买养老服务。居家乐养老服务中心为政府援助对象、补助对象和自费老年人提供包括居家生活服务、日间照料服务、居家安防服务和远程健康服务在内的多项养老服务。

服务中心建设了呼叫中心，老年人通过热线电话、网站、公众号、APP和服务中心有机结合，打造线上线下一体化服务。服务中心还建成了互联网智能监督管理平台——云智家，进行服务对象管理、工单管理、员工日常管理、上门服务质量跟踪管理、数据统计及分析等内容。

（2）社区养老场景。

将社区作为养老服务的核心载体，采取资源嵌入、功能嵌入以及多元化运营的理念，通过整合社区内部及其周边的各类养老服务资源，包括养老设施、医疗卫生设施、文化体育设施以及养老机构等，构建了一个全面且高效的健康养老模式，形成智慧社区养老综合体。打造养老服务、社区医联体和社区网格管理相结合的健康养老模式，为老年人提供专业化、精准化、标准化的健康管理、安全照护、紧急救助、生活服务、文化娱乐、辅具租赁、精神关怀等服务，满足社区多样化的养老服务需求。

①养生餐饮服务场景。为了满足社区老年人的特殊膳食需求，在社区中设立特色餐厅，专门提供符合老年人口味和健康要求的特色菜单。这些菜单注重营养均衡，包括易嚼、低盐和高纤维等健康选项，旨在满足老年人不同的膳食需求。引入专业厨师团队，确保食物的口味和质量，定期更换菜单，以提供多样化且美味的营养餐，保证老年人的饮食健康，还能满足他们对食物多样性的需求。特色餐厅定期举办各种社交餐饮活动，如主题晚宴、餐前交流会等，增加餐饮的趣味性，还为社区中的老年人提供了交流和建立友谊的机会。老年餐厅提供智能订餐系统，老年人可以通过手机应用提前预定餐点，以减少等待时间，方便老年人的生活，提高餐厅运营的效率。这种特色餐厅的设立，不仅提高了社区老年人的生活质量，还增强了社区的凝聚力，为老年人创造了一个温馨、亲切的餐饮环境。

②社区娱乐活动场景。为了丰富社区老年人的日常生活，并促进他们的身心健康，在社区中推出一系列免费活动，旨在满足老年人的多样化兴趣和需求，同时也为他们提供了一个社交和学习的平台。多样化的休闲活动，如打牌、下棋、跳舞、练习书法、品茶、观看电影和电视节目，或参加讲座等。健康教育和心理支持，如邀请专业医生和心理医生举办关于慢性病防治和心理健康的讲座，不仅能够学习如何更好地照顾自己的健康，还能够了解预防慢性病和维护心理健康的有效方法。通过参与这些活动，老年人能够保持积极的生活态度，增

强自信心，并与社区中的其他居民建立深厚的友谊。举办社区娱乐活动有利于创造一个支持老年人全方位发展的社区环境，其中不仅包括身体健康的维护，还包括心理健康、社交参与和持续学习的机会。这样的社区环境有助于提高老年人的生活质量，并增强他们对社区的归属感。

③社区辅助康复场景。为了促进社区老年人的身体康复和维持其日常活动能力，社区活动中心特设立了一个专门的康复角。这个康复角配备了一系列的康复辅助设备，如步态训练器、康复抓握器等多种康复辅助设备，供老年人使用和体验。定期邀请康复医生组织康复训练班，教授老年人如何正确使用这些康复器械。由专业的康复人员负责的康复指导小组，将为老年人提供个性化的康复计划，并监督指导他们的康复训练，确保训练的有效性和安全性。制作一系列康复训练视频，老年人可以在社区活动中心或在家中随时学习这些视频内容，从而在日常生活中持续进行康复练习。

☞ 典型案例

秦皇岛市北戴河区东山智慧养老示范街道

秦皇岛市北戴河区大力推进"智慧养老"工程，在社区探索建立"一站式"养老助老为老服务体系，从衣食住行、娱乐、健康等方面为老人提供全面的服务，通过"互联网＋养老"，实现养老需求和服务供给的精准匹配，提高为老服务能级，让辖区老年人实现老有所养、老有所依。北戴河区不断升级社区养老配套硬件建设，全区已实现日间照料中心全覆盖，其中多个社区已开始社区养老智能化升级，通过"北戴河福卡"小程序智慧养老平台实现日间照料中心智能化服务全覆盖，并持续接入医疗、健康、养老照护等资源，逐步由线上服务向老年人推广居家上门服务。

2023年北戴河区东山街道被国家工信部、民政部、卫健委三部委评为国家智慧养老示范街道（乡镇）。

目前"北戴河福卡"小程序已面向老年人提供7大类40小项高频服务事项。包括养老服务、政务服务、医疗服务、志愿服务等老年人亟须社区服务。在养老服务方面，独居老人通过小程序或热线电话呼叫送药、配餐、护理等上门养老服务，65周岁及以上老年人可以在线申请辅具租赁服务，由政府提供80%的价格补贴，截至2023年年底在线租售康复辅具2100余件；在医疗服务方面，由北戴河互联网医院提供线上问诊、上门检验、中医诊疗、慢病管理等服务。

（3）机构养老场景。

通过整合智能健康养老产品和信息化管理系统，为养老机构提供全方位的智能化服务，包括入住管理、餐饮管理、健康管理和生活照护等。这种服务模式的核心目标是提高养老机构的运营效率，同时确保提供高质量的服务。业务智能化使养老机构能够更高效地管理各项日常运营任务，从入住管理到餐饮供应，再到健康监测和生活照护，每一项服务都通过智能系统进行优化，以确保老年人得到最好的照顾和支持。一站式服务模式，养老机构能够实现对老年人的全面跟踪和管理，提高服务的连续性和有效性，确保老年人的每一个需求都能得到及时和恰当的回应。智能化系统的应用，养老机构能够更合理地配置和调度资源，有效解决了优质化、标准化养老服务覆盖面有限的问题，有助于下沉优势养老资源，从而扩大高质量养老服务的覆盖范围，确保更多老年人能够享受到专业化和标准化的养老服务。

①老年人卧床护理场景。针对中度或重度失能老年人，我们提供

具备多项实用功能的智能多功能护理床解决方案。该护理床不仅具备二便处理功能，还能够帮助老年人辅助翻身、调节体位。此外，它还具备生命体征监测和报警功能，能够及时发现老年人的异常情况，如心率异常、呼吸困难等，并立即发出报警。最重要的是，该护理床还能有效预防褥疮等疾病的发生，通过定期自动调整压力点和体位，减少长期卧床所带来的健康风险，为老年人提供更加舒适和安全的护理服务。

总的来说，智能多功能护理床解决方案针对中度或重度失能老年人的需求，提供了一种全面、舒适且安全的护理解决方案。这种设备的应用不仅大幅降低了护理人员的工作压力，还显著提升了老年人的护理体验，确保他们在最需要的时刻得到最合适的照护和关注。

②机构出入管控场景。在机构出入管控场景中，采用多项先进技术手段，以确保人员进出的便利性和安全性。结合人脸识别、红外监测和门禁管理等技术手段，为养老机构提供了一个全面的出入管控系统。这套系统能够快速审核进出人员，确定他们的进入区域和路线，并同步检测体温等重要健康指标。系统的使用可提高人员进出的安全性，确保流程的便利性，在有效防止未经授权的入侵的同时，也减轻了管理人员的工作压力。

③机构智能查房场景。通过使用智能床垫、人体雷达、生命体征检测等设备，即时收集和传输分析各种状况数据，可供夜间值班人员大范围监控养老机构房间和入住老人状况，实现老人跌倒、生病、人员冲突、触犯安全规定等多场景监控；同时，应着重处理状态收集准确性、老人居室隐私保护、智能报警等问题。

④老年人防走失场景。失智老年人走失问题已经成为一个严重的社会问题，不仅对老年人自身安全构成威胁，也给养老机构和家属

带来了很大的困扰。传统的防走失设备，如智能手环和智能腕表，虽然功能多样，但存在佩戴意愿低、充电续航短等问题。而传统的配饰、服装或二维码手段，则可能侵犯老年人的隐私，且长期使用并不方便。

针对这些问题，我们提出了一种基于高清网络摄像头和人脸识别技术的视频增强算法和图片分析方法，可以实时监测失智老年人的行为状态，并进行准确分析，当数据库中标记的失智老年人在某些特定区域内出现或离开时，系统能够立即识别并向监护人及相关工作人员发送警报。总的来说，通过这项技术，我们不仅能有效解决失智老年人走失问题，还能提高养老机构的运营效率，同时充分确保老年人的安全和权益。

⑤心理健康指导服务。为了提升老年人的心理健康水平并满足他们的心理需求，我们实施了一系列心理健康指导服务。首先，配备专业心理医生进行心理健康辅导，为老年人提供心理健康辅导服务。这些专家不仅关注老年人的心理需求，还通过一对一咨询和小组辅导的形式，为老年人提供专业的心理支持和指导。同时，定期组织的心理健康讲座旨在提高老年人对心理健康的认识，讲解心理健康的基础知识，还鼓励老年人关注自己的情绪状态，增强心理自我照顾能力。其次，组织心理康复活动，设计一系列心理康复活动，如心理游戏、小组讨论等，以帮助老年人缓解情绪压力，提高他们的心理韧性。这些活动旨在通过互动和分享，为老年人提供一个放松和表达自我的空间。此外，为了更好地跟踪和管理老年人的心理健康状况，我们还建立了详细的心理健康档案，记录老年人的心理健康历史、情绪变化和进展情况，为医护团队提供了宝贵的信息，从而能够提供更加个性化和精准的服务。

☞ **典型案例**

张北县公会镇幸福港湾养老院

张北县公会镇幸福港湾养老院由河北港口集团扶贫援建并于2020年1月投入运营，是一所专门接收失能半失能老年人的集中供养机构，目标是解决公会镇"空心村、老龄化"突出问题。养老院共设床位135张（含护理床位60张），配备员工31名，目前入住105名老年人。2023年6月取得三星级养老机构光荣称号，由第三方市场化运营公司提供服务。

养老院已实现机构日常办公、老年人管理、护理服务等信息化管理，具有入院管理、收费、从业人员管理、安全消防等信息化功能。提供老年人入院评估，建立老年人电子健康档案，按照不同的等级水平对入住机构的老年人进行相应的护理照护，满足老年人在安全看护、健康管理、生活照料、休闲娱乐、亲情关爱等方面的养老需求。院内设置健康小屋，配置健康体检一体机、中医四诊仪、心电图机、动脉硬化指数测量仪等健康体检设备，为入住老年人及周边居民提供健康监测、健康评估、健康指导和健康档案管理等全方位的健康管理服务。

同时，利用张北县互联网＋医疗平台，联合河北港口集团港口医院、公会镇乡镇卫生院，为入住老年人开展远程心电、远程影像等远程会诊服务。2023年共开展服务1000余人次，已形成固定服务机制。同时，平台还利用这种方式解决周边老人就医难题。通过智慧养老服务平台，老年人及其亲属线上预约服务，养老服务团队线下为独居、高龄等困难老人开展做饭、理发、打扫卫生、衣被清洗等服务。2023年开展服务2000余人次。

3.3　智慧医康养功能设计

3.3.1　智慧医疗服务功能

智慧医疗服务功能如图3-7所示。

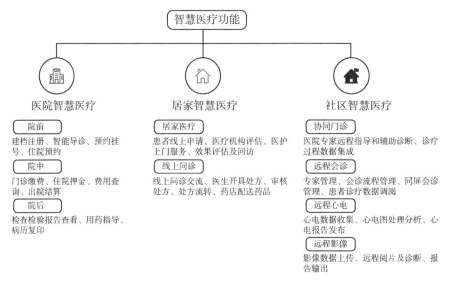

图3-7　智慧医疗服务功能

（1）医院智慧医疗服务功能。

互联网医院的概念是利用互联网技术优化患者在医院的就诊流程，将传统医院中需要线下办理的业务转移到线上进行处理。这种模式允许患者在医院就诊的前期、过程中以及之后，通过互联网平台实时办理相关医疗业务。互联网医院的核心目标是重塑患者诊疗服务流程，为患者提供一个更为顺畅且全面的就医体验。这种模式不仅提高了医疗服务的效率，还大大方便了患者，使就医过程更加简便、快捷。

智慧医院系统则以数字化和智能化为核心，代表着医疗行业的一项重要创新技术。这一系统正在快速地改变着医疗服务的传统面貌。它通过集成先进的数字技术，如大数据分析、云计算和人工智能，为医疗服务提供了更高效、更精准和个性化的支持。智慧医院系统的应用，不仅提升了医疗服务质量和效率，还改善了医生和患者之间的沟通方式，优化了医疗资源的配置，为医疗行业带来了全新的发展机遇。

①智能化预约挂号系统。智慧医院系统通过其智能化的预约挂号功能，显著提升了预约服务的便捷性和效率。特别对于老年人，这一系统提供了一种简便易行的方式，使他们能够通过手机应用或在线平台轻松选择合适的医生和就诊时间，从而有效避免了传统排队等待的烦琐。医院的医生和管理人员能够通过这一系统实时查询和管理预约信息，确保及时准备就诊服务，从而大幅提升了医院资源的利用率和运营效率。

②个性化的医疗服务。智慧医院系统通过整合患者的个人健康数据和医疗历史，为医生提供了一个全面了解患者状况的平台。医生基于患者的病史、过敏情况和其他关键信息，可以为每位患者量身定制治疗方案和用药建议，从而大幅提高治疗的针对性和效果。同时，患者也可根据自身的健康需求，选择最适合的医疗服务，进一步增强了医患之间的沟通和理解。这种个性化的医疗服务不仅有助于提升患者对治疗方案的满意度和参与度，还能增强医患之间的互信，进而促进患者的整体治疗效果和康复体验。

③实时监测与警报系统。智慧医院系统集成了智能传感器和监测设备，用于实时监测患者的生命体征和健康状况。这些设备能够自动检测到任何异常情况，并立即向医护人员发送警报。这样的实时监测和预警机制显著提升了对患者健康状态的即时响应能力，从而有效地提高了患者安全和医疗质量。此外，这种系统的应用减少了医疗事故和不良事件的发生率，确保了患者接受及时且适当的医疗干预。

④医疗资源优化与调度。智慧医院系统利用先进的大数据分析和智能算法来优化和调度医疗资源。通过实时监控医生的工作量和就诊情况，该系统可以有效地安排医生的门诊时间和手术计划，从而提高医疗资源的使用效率。此外，系统还具备预测疾病流行趋势和需求变化的能力，为医院管理提供科学依据，帮助优化资源配置和决策过程。这不仅有助于提高医院的运营效率，还能更好地满足患者的需求，提升整体医疗服务水平。

⑤电子病历的安全存储和共享。智慧医院系统在电子病历的管理方面实现了显著进步。这一系统不仅支持病历信息的电子化存储，还实现了病历信息的便捷共享。医生可以随时访问和更新患者的电子病历，包括详细的诊断结果、检查报告和用药记录等关键信息。患者的病历数据得以安全地存储在云平台上，大幅减少了传统纸质病历的使用和管理成本，同时也极大地方便了医患之间的信息共享和交流。这种电子化病历管理方式不仅提高了医疗服务的效率，还增强了数据安全性和可靠性。

智慧医院系统的不断创新和进步正推动医疗服务走向数字化和智能化的新阶段。通过提供便捷的预约服务、个性化医疗方案、实时监测和警报系统，以及优化医疗资源和电子病历管理等多项功能，智慧医院系统为医患双方带来了更高效、更便利和安全的医疗体验。这些先进功能不仅提高了医疗服务的质量和效率，还为医疗行业的持续创新和发展铺平了道路，使医疗服务更加符合现代社会的需求和期待。

（2）社区智慧医疗服务功能。

①协同门诊。协同门诊是一种简易且高效的远程会诊形式，主要通过建立一个专为医生设计的在线交流和沟通平台。在这个协同门诊平台上，社区医院的医生能够实时与上级医疗机构的专家对接，从而获得远程的专业指导和辅助诊断服务。这种模式的运用极大地提升了

社区医院医生的医疗服务水平，使他们能够在专家的指导下更准确、更高效地进行诊断和治疗。

②远程会诊。远程会诊是协作医疗机构与中心医院之间的一种协作方式，专门针对在院患者。在这个模式下，协作医疗机构通过远程会诊系统发布会诊申请，中心医院对申请进行审核并安排专家进行会诊。远程会诊服务的实施，不仅加速了区域医疗机构学科建设和业务交流，还为临床技能提升提供了新的路径。此外，远程会诊服务减轻了患者的负担，优化了医疗资源的配置。在处理疑难重症或实施治疗方案时若遇到困难情况，医生可以通过远程会诊平台向上级医院发起会诊申请，从而获得及时、有效的专业支持。

③远程心电服务。远程心电诊断业务为上级医院提供了一种高效的方式，以检测和分析社区医院就诊病人的心电数据。通过在社区医院部署远程心电设备及系统，患者的心电数据可通过专线传输到上级医院的监护中心。在那里，上级医院的医生利用心电分析软件以及专业医学知识，对社区医院患者采集的数据进行细致分析，并进行疾病诊断。之后，上级医生会给出详细的诊断报告，并向社区医院的医生下达诊断医嘱。这种服务极大地提高了心电诊断的准确性和效率，同时也为社区医院的患者提供了更专业的医疗支持。

④远程影像服务。远程影像服务利用高速互联网实现了影像数据的快速传输，使社区医院可以完成影像检查，而上级医疗机构则负责完成诊断报告。这项服务通过数字化手段，实现了影像数据的高效共享和远程处理，从而提高了诊断的速度和质量。完成后的检查报告会被迅速回传给社区医院，使得患者可以在本地获得高质量的医疗服务，同时也减轻了大型医疗中心的诊断负担。

（3）居家智慧医疗服务功能。

①居家医疗服务。居家医疗服务是以互联网等信息技术为基础，

采用"线上申请、线下服务"的方式，由专业医护人员上门为群众提供的医护服务。这种服务模式旨在为患者提供更加便捷、高效、个性化的医疗服务，满足患者在家中接受治疗的需求。

第一步，患者申请。当患者需要医疗服务时，可以通过线上向医疗机构提出申请。在申请过程中，患者需要提供基本信息，包括姓名、年龄、性别、联系方式和家庭住址等。这些信息将有助于医疗机构及时了解患者的病情和需求，从而为其提供更好的服务。

第二步，医疗机构评估。医疗机构在收到患者的申请后，会安排专业的医生对患者进行全面的评估。医生将根据患者的病情和需求，制订个性化的医护方案，并确定是否适合居家医护处理。如果适合居家医护处理，医生将与患者协商确定医护时间、医护方式等相关事宜。这一环节将确保患者能够得到最适合自己的医护方案。

第三步，治疗实施。确定医护方案后，医生会安排专业的护士或医疗团队前往患者家中实施治疗。这包括药物治疗、护理服务、必要的检查和标本采集等。在整个过程中，医护人员会严格按照治疗方案执行，确保患者获得高质量的医疗服务。

第四步，效果评估及回访。完成治疗后医疗机构将对患者的康复效果进行细致的评估。基于这一评估结果，机构会向患者提供进一步的医疗建议和必要的帮助，确保患者在康复过程中得到持续的关注和支持。此外，医疗机构可能会进行定期回访，以监测患者的康复进展，并在必要时调整治疗计划。

②线上问诊。

第一步，申请问诊。患者需要选择一位合适的医生进行咨询。在选择医生时，患者需要注意医生的资质和经验、专业领域以及用户评价等因素。同时，患者还需要预约咨询时间，以便医生能够及时回复患者的咨询。

第二步，资料上传。患者需要详细描述自己的病情，包括症状、病史、用药情况等。同时，患者还需要上传相关的检查报告、影像资料等，以便医生更好地了解患者的病情。在描述病情时，患者需要注意提供准确的信息，以便医生做出更准确的诊断和治疗方案。

第三步，线上交流。在预约时间后，患者需要等待医生回复。在医生回复后，患者需要与医生进行交流，详细描述自己的病情和需求。在交流过程中，患者需要注意提供准确的信息，以便医生做出准确的诊断和制订治疗方案。同时，患者还需要积极配合医生的治疗建议，以便早日康复。

第四步，医生开具处方。医生在开具处方时，需要遵循相关法规和规定，确保处方的合法性和规范性。医生需要了解患者的病史和诊断情况，根据患者的病情和需要开具合适的药物和治疗方案。

第五步，医疗机构审核处方。医疗机构需要对医生开具的处方进行审核，以保证处方的合法性和规范性。同时，医疗机构还需要对处方中的药物和治疗方案进行评估，确保其安全性和有效性。

第六步，处方流转至药店。经过医疗机构审核通过的处方，可以通过电子处方流转系统流转至药店。在这个过程中，需要确保处方的安全性和保密性，防止处方被篡改或泄漏。

第七步，药店接收处方。药店或线上平台在接收处方后，需要对处方进行再次审核，确保其合法性和规范性。然后，根据处方中的药物和治疗方案进行配药，确保药品的质量和安全。同时提供相关的用药指导和咨询服务，确保患者正确使用药物。

第八步，支付费用。药店配药完成后，需要患者线上支付相应的费用。在支付费用后，患者可以选择自取药品或者送药到家。在药品配送过程中，患者需要注意保持联系畅通，以便及时接收药品和了解药品的使用方法。

第九步，药品配送。配送人员会根据订单信息，将药品送至患者手中。在配送过程中，需要确保药品的安全、及时送达，同时，还需要对配送的药品进行跟踪和记录，确保药品的安全。

3.3.2 智慧健康管理功能

智慧健康管理功能如图3-8所示。

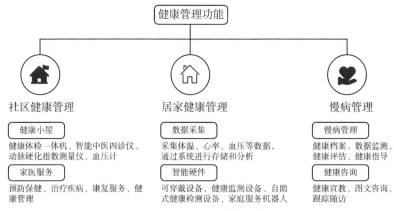

图3-8 智慧健康管理功能

（1）社区健康管理功能。

①健康小屋功能。

第一，健康体检一体机。该设备采用了最先进的医疗技术，具备多种检测功能。它能够执行如血压、血糖、血氧饱和度、心电图、B超等多项关键健康检查，保证了检查结果的高度准确性和可靠性。此外，健康体检一体机将多种健康指标的检测功能集成于单一工作台，使体检过程更加高效、便捷。用户可依据屏幕指示和语音提示，轻松自助完成一连串的健康检测。完成检测后，一体机会生成全面的健康体检报告，并根据体检结果提供专业的健康生活和膳食指导。这种一体机不仅大大提高了健康体检的便利性和效率，也为个人健康管理提供了有力支持。

第二，智能中医四诊仪。这是一种融合现代科技与传统中医诊断方法的创新医疗设备。它成功地将中医的基本诊断方法——望、闻、问、切，转化为数字化和智能化的操作过程。这款设备装备了高精度的传感器，能够精准地收集患者的多种生理数据，如舌象、脉象和面色等。智能中医四诊仪不仅仅是数据收集工具，它还拥有强大的数据分析能力，可以基于收集到的数据，进行智能化的诊断分析。这得益于其内置的先进传感器和人工智能技术，使它能够全面而准确地获取患者的生理信息，并将这些信息转化为有价值的医疗见解。此外，智能中医四诊仪通过数字化处理，提升了传统中医诊断的效率和准确性，同时也为医生提供了一个通过更全面的视角来了解和评估患者的健康状况。

第三，动脉硬化指数测量仪。这是一款专门用于评估动脉硬化程度的医疗设备。它结合了多种先进的传感技术和智能算法。该设备的核心功能是通过测量脉搏波传导速率（Pulse Wave Velocity，PWV）来评估动脉硬化的程度，为医生和患者提供关键的健康信息。PWV是衡量血管弹性和动脉硬化的重要指标。通常，PWV值越高，表明动脉硬化程度越严重。动脉硬化指数测量仪通过高精度传感器捕捉和分析脉搏波的传播速度，能够准确地测量这一指标，并据此进行综合分析。除了动脉硬化的评估，这款设备还能够帮助医生监测心血管疾病的风险，并为疾病的预防和治疗提供科学依据。智能算法的应用使该设备不仅测量精确，还能够根据患者的具体情况给出个性化的健康建议。

第四，血糖/血酮/尿酸分析仪。血糖/血酮/尿酸分析仪是一种高效且准确的医疗检测设备，专门设计用于检测人体血液中的关键指标：血糖、血酮和尿酸。这款设备的应用特别适合于社区健康小屋。它为社区居民提供了一种便捷的方式来监测和管理自身的健康状况。

②家庭医生服务功能。

第一，预防保健。家庭医生服务在预防保健方面发挥着重要作用。通过提供定期的健康检查、健康咨询和健康教育，帮助居民形成健康的生活习惯，从而预防疾病的发生。此外，他们还会考虑居民的年龄、性别、健康状况等因素，制订个性化的健康管理计划，提供专门的预防保健服务。

第二，治疗疾病。家庭医生能够为居民提供基本的诊断和治疗服务。对于常见病和多发病，如感冒、发烧、腹泻等，他们能提供及时、有效的治疗；在必要时，还会为患者提供转诊服务，确保他们能在专科医院或综合医院接受更深入的治疗。

第三，康复服务。家庭医生还提供康复指导和训练服务，特别是对于那些经历手术、慢性病患者等需要康复治疗的人群。这些服务旨在帮助患者恢复身体功能和提高生活质量。

第四，健康管理。家庭医生通过建立和维护健康档案，对居民的健康状况进行持续的监测和管理。此外，他们根据居民的健康需求和实际情况，提供个性化的健康管理方案，帮助居民达成自己的健康目标。这包括定期随访、健康咨询、生活方式调整建议等，确保居民的健康状况得到持续的关注和改善。

（2）居家健康管理功能。

①数据采集与分析。居家健康管理系统通过各类传感器和监测设备，能够实时采集家庭成员的关键健康数据，如体温、心率、血压等。这些数据随后被上传到健康管理系统中进行分析和存储，为家庭医生或其他医疗专家提供了重要的健康信息和参考。

②预警与提醒。系统通过对收集到的健康数据进行分析，能够及时发现家庭成员的健康问题和潜在风险，并自动发出相应的预警和提醒。这有助于及时采取措施，防止健康问题的恶化。

③授权管理与动态提醒。居家健康管理系统允许家庭成员对特定用户进行管理授权。授权用户可以查看和评论老年用户的健康数据，同时他们的浏览记录和评论也会作为信息动态向老人展示。这种交互不仅增强了老人与亲友之间的联系，还提供了情感上的支持和鼓励。

④智能硬件。智能硬件设备是居家健康管理的核心组成部分，包括可穿戴设备、便携式健康监测设备、自助式健康检测设备、智能养老监护设备和家庭服务机器人等。这些设备不仅能够辅助老年人进行日常健康监测，还能够在一定程度上解决空巢老人的健康照护问题。

（3）智慧慢病管理功能。

慢病管理是指对慢性非传染性疾病及其风险因素进行定期检测、评估以及制定和实施干预措施的过程。慢病管理旨在降低慢性病的发生率、控制慢性病的发展，提高患者的生活质量和健康水平。

①建立健康档案。为每一位慢性病患者建立详细的电子健康档案，这些档案包含患者的基本信息、病情变化、诊疗过程、用药情况等，实现患者信息的集中管理与动态更新。这样的做法有助于医生全面掌握患者的健康状况，为患者提供更加精准、个性化的诊疗方案。

②实施智能化监测与预警。通过智能监测设备，如智能手环、血压计等，对患者的血糖、血压、心率等关键生理指标进行实时监控，并在出现异常时及时发出预警。这有助于及早识别和干预潜在的健康风险，有效防止病情的进一步恶化。

③提供个性化管理方案。根据每位患者的具体病情和身体状况，制订包括饮食、运动、药物治疗在内的个性化健康管理计划；通过定期跟踪患者的执行情况，及时调整管理方案，以达到更优的治疗效果。

④提供远程医疗服务。利用互联网技术，为患者提供远程问诊、在线咨询等服务，使患者在家中就能接受到专业的医疗指导。这一服务不仅解决了患者就医难、就医贵的问题，还大大提高了医疗服务的

可及性和便捷性。

⑤进行系统性的健康教育。通过线上平台发布慢病管理相关知识、教育视频等内容，提升患者的健康意识和自我管理能力。同时，通过开展线下健康教育活动，增强患者对健康管理的认识和参与度。

⑥实现数据驱动的决策支持。对慢性病患者的健康数据进行深入分析，探索疾病的规律和发展趋势，为医生提供基于数据的诊疗建议。这种方法有助于医生制订更加精确、有效的治疗计划，提升慢病管理的整体效果。

⑦实施智能辅助诊断。运用人工智能技术对患者的影像学检查、实验室结果进行智能化分析，辅助医生作出更精确的诊断决策。这不仅提升了诊疗的准确性，还大幅减少了漏诊和误诊的风险。

⑧提升社区参与度。积极鼓励社区居民参与慢病管理工作，如通过组织健康讲座、建立互助小组等方式，加强社区居民之间的互助和支持。这有助于营造积极的慢病管理氛围，提高患者的自我管理能力和治疗依从性。

⑨促进多学科协作。整合医疗、营养、康复等多个专业领域的专家资源，为患者提供全方位的管理服务。这种多学科协作模式有助于综合各方面的优势，提高慢病管理的整体效果。

⑩集成智能终端设备。将智能手环、智能血压计等终端设备集成到统一的平台上，方便患者随时监测自身的生理指标。此外，将这些数据与电子健康档案相连，实现数据的实时更新和共享。

⑪定期进行评估与反馈。定期对患者的管理效果进行评估，并将评估结果反馈给医生，以便医生根据结果调整治疗方案。这种评估机制有助于不断完善慢病管理流程和提升服务质量。

⑫设计激励机制。为提高患者的参与度和依从性，设计激励机制，如根据患者的健康行为和自我管理情况赠予积分，积分可用于兑

换礼品或享受额外医疗服务。这样的机制能够激发患者的积极性，提高慢病管理的效果。

3.3.3　智慧养老服务功能

智慧养老服务功能如图 3-9 所示。

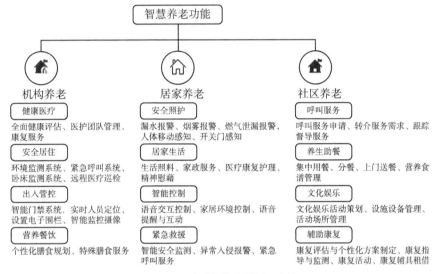

图3-9　智慧养老服务功能

（1）居家养老服务功能。

①居家安全照护功能。智能安全监护系统对于居家老年人而言至关重要，能有效防范和应对老年人由于身体机能衰退所引发的安全隐患。这一系统被广泛应用于居家适老化改造中，涵盖了环境安全监测、老年人个人安全监测及护理服务监测等多方面。例如，系统中包括燃气泄漏自动报警装置，卫生间异常停留报警系统以及智能床垫。智能床垫能监测老年人的床上活动、心率和呼吸频率，及时发出异常警报，从而确保老年人在家中的安全与健康。

②居家生活服务功能。居家生活服务功能是基于老年人个人档案

数据构建的，旨在为居家老年人提供全面的生活支持，包括生活照料、家政服务、康复护理和精神慰藉等。该系统功能主要包括老年人档案管理、工单管理、服务信息管理和协同管理等多个方面。通过这一系统，老年人可以获得更加贴心和精准的日常生活支持，有效提升他们的生活质量和独立生活能力。

③居家智能控制功能。

• 语音交互控制。

语音指令识别：集成了领先的语音识别技术，确保老年人发出的清晰语音指令能得到准确响应。系统能够适应老年人的语音特点，不断学习并优化，提升交互的自然流畅性和准确率。

智能对话引擎：配备智能对话引擎，使系统能够有效理解语境，从而更准确地回应老年人的连续语音指令。系统提供即时的语音反馈，确保老年人在使用过程中获得清晰的指导和反馈。

• 家居环境控制。

温度调节：连接智能温控设备，老年人便可以通过简单的语音指令进行室内温度调节，从而增加居住舒适度。系统可自动根据老年人的生活习惯及环境变化，智能调整室内温度。

灯光亮度控制：集成智能照明系统，允许老年人通过语音命令调节灯光亮度，满足不同环境的照明需求。预设灯光模式，如阅读模式、休息模式等，简化灯光控制过程。

远程门锁控制：连接智能门锁设备，老年人便能利用语音指令远程操控门锁，实现便捷的出入安全管理。系统还加入了额外的安全验证措施，如语音密码或生物识别技术，以增强安全性。

智能家电操作：将家中的智能家电融合至系统中，老年人便可以通过语音控制电视、空调、洗衣机等家电产品。设定家电定时任务，依照老年人的生活习惯智能化操作家电。

智能窗帘控制系统：连接智能窗帘控制系统，老年人能够利用语音指令控制窗帘的开合，调整室内光线。根据天气情况和老年人的生活需求，设定自动化的窗帘控制方案。

智能窗户控制：安装智能窗户系统，老年人便能通过语音指令调节室内光线和空气流通。系统可根据天气变化和老年人需求自动调整窗帘和窗户状态。

• 语音提醒与互动。

生活提醒功能：配备生活提醒系统，老年人便可以通过语音设定日常提醒，如用药时间、饮水提醒等。系统根据老年人的生活模式提供个性化提醒，确保他们的日常生活更有序。

语音陪伴与互动：提供语音陪伴功能，老年人便可以与系统进行简易对话，分享心情或查询日常信息，如天气预报。系统内置多种娱乐内容，如笑话、音乐、故事等，丰富老年人的生活体验。

④居家紧急救援功能。

• 智能安全监测：利用先进的智能传感器技术，实时监控家庭环境中的安全状况。系统在检测到如火灾、燃气泄漏或异常入侵等紧急情况时，能够立即启动语音提醒或自动激活紧急报警系统。此功能可确保老年人居住的环境安全，及时响应各类潜在风险。

• 紧急呼叫服务：该系统设有一键式紧急呼叫功能，老年人能够在遇到紧急情况时，通过简单的语音指令呼叫医疗救助或联系紧急服务。系统能够自动识别紧急情况，并向预设的联系人发送含有详细位置信息的通知，确保老年人能够在关键时刻迅速地获得帮助。

通过这些功能的综合设计，智能居家交互系统不仅为老年人提供了一个安全、便捷的生活环境，而且大大增强了他们的生活质量和独立生活能力。系统的高度智能化和用户友好的操作界面，使其成为老年人居家生活的得力助手，让他们在享受独立生活的同时，也能获得全面的安全保障。

（2）社区养老服务功能。

社区养老服务功能建设通过现代信息技术、互联网技术和集成技术，大大提升了社会养老服务水平与品质，满足了社会老年人群安全、健康、生活服务、文化娱乐等方面的需求。

①呼叫服务功能。针对老年人提供的助餐、助洁、助浴、助医、助行、代办等服务需要，由社区养老服务驿站转介其他专业机构进行服务，或者由驿站直接进行服务。驿站和社会专业服务机构需做好该业务的跟踪监督，做到高效便捷、收费合理。

②养生助餐功能。基于老年人的具体需求，提供量身定制的助餐服务。菜单设计考虑营养、卫生标准、地域特色、民族和宗教习惯，确保提供的食物营养均衡，满足老年人的健康饮食需求。此外，餐品的荤素、干稀、粗细搭配将得到合理规划，每日均提供详细食谱。

③文化娱乐功能。社区养老服务驿站将组织或协助老年人开展各种类型的文化娱乐活动，丰富他们的精神文化生活。针对某些设施使用可能出现的问题，如棋牌室、阅览室的长期占用等，将制定相应的管理规范和系统。这包括活动设施场所的开放时间、使用注意事项、服务保障措施等，确保活动不影响老年人的正常休息和健康。

④辅助康复功能。

• 康复评估与个性化方案制订：采用综合性的康复评估系统，运用智能算法和专业工具全面评估居民的康复需求，涵盖身体功能、认知能力和精神状态等多个维度，为制订个性化康复方案提供坚实的数据基础。

• 个性化康复计划：基于评估结果，制订个性化的康复计划，包含康复目标、康复项目和周期等关键要素。这些计划结合居民的兴趣和意愿，确保了康复计划的易接受性和可持续性。

• 康复指导与监测：提供专业的康复咨询服务，居民可以向康复专业人员咨询疑问，获取专业指导。同时，智能康复设备能够监测居民在家康复活动，如运动次数、器械使用等，数据上传云端形成可视化报告，供专业人员实时监控和分析。

• 社区康复活动：组织多样的康复运动课程，包括力量训练、平衡训练和柔韧性训练，满足不同居民的康复需求。通过轻松愉快的活动氛围，鼓励居民积极参与康复锻炼。定期举办认知康复活动，如记忆游戏，促进认知功能的维护和提升。

• 家庭康复服务与辅具支持：提供居家康复指导，康复专业人员通过远程视频等方式，为居民制订适合在家进行的康复方案。引导居民合理使用康复工具和器械，提高康复效果。社区康复中心配备必要的康复辅具，如助行器、轮椅、假肢等，为有需要的居民提供支持。提供康复辅具的租借和购买服务，满足不同康复需求。

• 康复效果评估与跟踪：设计定期康复评估机制，通过再次评估居民的身体功能、生活质量等指标，评估康复效果。根据评估结果调整康复计划，确保服务的持续性和有效性。生成康复效果报告，向居民展示康复进展，提供可视化康复数据，帮助居民更好地理解自身康复情况。

（3）机构养老服务功能。

机构养老服务功能设计旨在为老年人提供全面的养老关怀，包括全面的健康管理与医疗服务、个性化的膳食与用餐服务、丰富多彩的活动与社交服务、安全与居住环境的优化；同时引入卧床护理、人员出入管控、智能查房和防走失等创新功能，以提高老年人的生活质量、安全感和社交互动，保障其身心健康，创造温馨、舒适的养老生活环境。

①健康管理与医疗功能。

• 全面健康评估：对新入住的老年人进行全面的健康评估，涵盖身体状况、慢性病史、药物使用历史等关键信息，为制订个性化的医疗服务计划提供坚实基础。定期开展健康监测，关注体温、血压、血糖等关键指标，以及时识别并有效干预任何潜在的健康问题。

• 医护团队管理：构建专业医护团队，包括医生、护士、康复师等，确保提供24小时全方位的医疗护理服务。根据老年人的具体健康状况制订个性化的健康管理计划，确保他们获得最佳的医疗照护和关怀。

• 康复服务：设计和实施各类康复活动，如理疗、运动疗法等，助力老年人维持或提升其生理功能。根据每位老年人的个体需求，提供量身定制的康复方案和辅具支持，以促进他们的身心康复。

②营养饮食与用餐功能。

• 个性化膳食规划：基于老年人的健康状况、口味偏好和饮食习惯，制订符合个人需求的膳食计划。为患有慢性疾病或具有特殊饮食需求的老年人提供特制的营养膳食，确保他们的饮食均衡且营养充足。

③活动与社交服务功能。

• 多元文娱活动：定期举办各种文娱活动，如音乐会、画展、手工艺制作等，以满足老年人的多样化兴趣和爱好。通过建立社交平台，促进老年人之间的互动和交流，减轻孤独感，增加彼此间的联结。

• 健康促进活动：组织健康相关的讲座、运动比赛、康复培训等活动，提升老年人对健康的认识和重视，鼓励他们采取积极的生活方式。同时，鼓励老年人积极参与社区活动，加强社会交往，提升他们的生活满意度和生活质量。

④安全与居住环境功能。

• 安全监测系统：在老年人居住的环境中部署先进的智能安全监测系统，以实时监控并预防各类紧急事件。安装简单、易用的紧急呼叫装置，确保老年人在需要时能迅速且方便地联系护理人员。

• 卧床监测系统：通过高精度的卧床监测系统，实时跟踪老年人的体、动情况，及时识别并应对异常状况。利用智能感应技术，详细记录老年人的卧床时间和体位变化，有效减少长时间卧床可能引发的健康问题。

• 远程医疗巡诊服务：医护人员可以利用视频巡查技术，远程监测老年人的身体状况，并提供专业的远程护理建议。结合卧床监测数据，针对个体差异调整康复计划，有效预防和管理压疮等卧床相关健康问题。

⑤心理健康与关怀服务。

• 心理支持团队：建立一支专业的心理健康团队，为老年人提供定制化的心理咨询和心理疏导服务。定期组织冥想、放松训练等心理健康活动，以促进老年人心理状态的平衡和健康。为老年人制订个性化的关怀计划，专注于他们的情感需求，提供持续的温暖和关爱。

• 生活质量评估：定期对老年人的生活质量进行综合评估，根据评估结果调整和优化关怀服务计划，确保提供的关怀服务具有高质量和高效果，切实提升老年人的生活质量和幸福感。

⑥人员出入管控功能。

• 智能门禁系统：安装高效的智能门禁系统，实现对进出人员的精确控制。通过高级身份验证技术，如刷卡或人脸识别，加强机构安全性，确保只有经过授权的人员才能进入特定区域。

• 实时人员定位：部署实时人员定位系统，对机构内老年人和员工进行持续追踪，增强对他们的安全监控和管理。通过设定安全区域和禁止区域，系统能及时警告任何越界行为，从而及时响应可能的安全问题。

• 智能监控摄像：布设智能监控摄像，实时监测机构内的公共区域和关键位置。利用视频分析技术识别异常行为，如夜间活动或长时间停留，进一步提升老年人的安全保障。

⑦智能查房与巡视功能。

• 智能查房系统：医护人员可以通过移动设备实时掌握老年人的居住和健康状况。整合卧床监测和医疗记录等数据，全面评估老年人的健康状态，及时调整护理方案。

• 医疗巡视机器人：使用医疗巡视机器人定期在机构内巡视，监测老年人的生命体征和用药情况。配备的语音交互功能允许机器人与老年人进行基本沟通，提高居住环境的智能化和互动性。

⑧防走失与紧急功能。

• 智能定位器：为老年人配备智能定位器，持续追踪他们的位置。结合电子围栏和定期巡逻，一旦老年人越过安全区域，系统将立即发出警报并启动紧急响应。

• 紧急呼叫装置：为老年人提供便携式紧急呼叫装置，使他们能够一键呼叫护理人员或医疗救援。结合呼叫系统和定位系统，确保在紧急情况下能够迅速、准确地定位老年人，及时提供必要的救助。

第4章　发展与定位：智慧医康养融合创新

4.1　智慧医养融合创新

智慧医养作为智慧医疗和智慧养老的有机结合，通过运用智能化医疗设备和平台，针对老年群体，提供了更加精确、高效且便捷的医疗服务。这代表了现代医疗服务的创新，也预示了未来养老服务领域的重要发展趋势，为整个社会的健康管理和养老服务模式提供了新的视角和解决方案。

4.1.1　智慧医养发展现状和存在的问题

（1）智慧医养发展现状。

①技术创新促进智慧医养的蓬勃发展。随着物联网、大数据、云计算等尖端技术的持续进步，智慧医养逐渐成为现实。这些先进技术的广泛应用，极大地增强了医疗和养老服务在数据获取、分析和传输方面的能力，使"能够为老年人提供更为精确和个性化的服务"成为可能。

②服务需求的增长推动智慧医养的快速发展。随着社会人口老龄化问题的日益严重，老年人对医疗和养老服务的需求不断上升。传统的医养服务模式已难以满足这一群体的需求，而智慧医养恰能解决这

一难题。智慧医养不仅满足了老年人的多元化需求，还大幅提升了服务的质量和效率，进而提高了老年人的生活质量和健康水平。

③政府政策的支持成为引导智慧医养发展的重要因素。为了推动智慧医养的发展，政府出台了一系列的支持政策和措施。例如，一些地方政府实施了智慧医养示范工程、智慧医养产业发展计划等，这些政策大大促进了智慧医养领域的成长和发展。

④服务模式的创新成为促进智慧医养发展的重要动力。智慧医养的服务模式与传统医养服务有着本质的不同，它更加注重满足老年人的个性化需求和优化服务体验。众多机构和企业正在积极探索智慧医养的新模式，通过运用智能化、信息化的技术手段，实现更加精准和个性化的服务。

在技术进步、日益增长的服务需求、政策支持以及服务模式的创新推动下，智慧医养的发展前景十分广阔。同时，也应注意到存在的问题和挑战，以促进智慧医养的持续和健康发展。

（2）智慧医养存在的问题。

尽管智慧医养领域取得了显著进展，但仍面临数据安全和隐私保护、技术标准的不统一、服务规范的不完善等问题。

①技术门槛问题。

操作复杂性：智慧医养设备的操作复杂性是一个显著问题，很多老年人发现这些设备不易掌握。

界面设计的不足：有些设备的界面设计往往缺乏人性化考虑，这对老年人的使用体验造成了负面影响。

快速的技术更新和迭代：技术的快速更新使老年人难以跟上变化的步伐，进而降低了他们的适应能力。

②隐私和安全问题。

数据泄露风险：老年人的健康数据可能面临泄露的风险。

系统的网络攻击脆弱性：智慧医养系统可能遭受网络攻击，威胁到系统的安全性。

③医疗服务连续性问题。

信息孤岛：不同医疗机构之间的信息孤岛现象，影响了数据共享和医疗服务的连续性。

缺乏统一标准：智慧医养领域缺乏统一的技术和服务标准，这限制了服务的一致性和效率。

④服务质量与可用性问题。

设备的可靠性：设备故障可能影响智慧医养服务的质量。

网络覆盖问题：网络覆盖和网络速度不足，特别是在偏远地区，成为一个显著问题。

⑤教育和培训问题。

教育资源的缺乏：针对老年人的智慧医养教育资源相对不足。

培训内容与实际需求的脱节：培训内容可能与老年人的实际需求不相符合。

⑥成本和支付问题。

高昂的设备成本：优质智慧医养设备的成本通常较高，可能超出许多用户的经济负担能力。

支付体系不健全：当前，智慧医养服务的支付体系尚未形成一个完善的结构，这限制了服务的普及和可接受性。

⑦政策和法规问题。

政策支持不足：政府对智慧医养的扶持政策尚不充分，缺乏有效的激励和支持机制。

法规滞后：现有的法律法规尚未能充分适应智慧医养发展的快速步伐。

⑧社会认知与接受度问题。

传统观念的影响：一些老年人对新兴技术持有疑虑，难以接受智慧医养服务。

市场宣传不足：智慧医养服务在市场上缺乏有效的宣传和推广，导致认知度和接受度不高。

⑨人才队伍建设问题。

专业人才短缺：智慧医养领域急需更多专业人才。

培训体系不完善：目前尚缺乏针对智慧医养领域的完善培训体系。

⑩整合与协同问题。

智慧医养融合涉及多个领域和部门，需要各方加强整合与协同。然而，目前存在资源分散、信息壁垒等问题，影响了服务的连贯性和效率。

为了克服这些挑战，需要采取综合性措施，包括加强技术研发、完善政策法规、提升社会认知等。只有通过这些多维度的努力，我们才能有效推进智慧医养融合的发展，为老年人群体提供更优质的健康管理和养老服务。

4.1.2 智慧医养发展方向

（1）智慧医养融合发展措施。

①政策支持：政府角色至关重要。出台鼓励和支持智慧医养融合发展的相关政策，如财政补贴、税收优惠等，是促进该领域发展的有效手段。此外，政府设立专项资金支持智慧医养融合的研发和推广，也是必要的措施。

②建立统一标准和规范：由于智慧医养涉及多个领域，建立统一的标准和规范至关重要，这不仅能确保数据安全和隐私保护，还能提高服务质量和效率。

③加强机构间合作：医疗机构和养老机构之间的合作是推动智慧医养融合发展的关键。这种合作有助于实现资源共享、优势互补，从而为老年人提供更全面、便捷的服务。

④创新服务模式：智慧医养融合需要创新服务模式，以满足老年人的多元需求。例如，通过智能设备监测老年人的健康状况，提供个性化健康管理服务，或者利用互联网技术实现远程医疗和养老服务。

⑤加强人才培养：智慧医养融合需要有专业知识和技能的人才支持，因此，培养相关专业人才，提升服务人员的专业水平和服务意识，对于智慧医养融合至关重要。

⑥推广智慧医养知识：通过媒体、讲座等多种途径普及智慧医养知识，提高公众特别是老年人群体对智慧医养的认知度和接受度，是促进智慧医养融合发展的重要环节。

总之，智慧医养融合的发展需要政府、机构、专业人才等多方面的支持和协作。只有通过共同努力，才能实现智慧医养融合的可持续发展，为老年人提供更优质的服务

（2）智慧医养融合方向。

①远程医疗与居家养老的融合。该模式通过将远程医疗技术整合到居家养老服务中，使老年人能够在家中方便地接受医生的远程诊断和生理参数监测，大幅提升了医疗服务的便利性和可达性。

②智能健康监测与康复服务。该项服务通过结合智能穿戴设备和各类监测技术，为老年人提供连续的健康状态监控和定制化的康复计划。通过实时收集与分析数据，能够为老年人制订出符合其需求的个性化康复方案。

③人工智能辅助的诊疗与照护。人工智能技术不仅助力医生进行更精准的疾病诊断，提升诊断的准确度，而且还能通过智能照护机器人来辅助老年人的日常生活，满足其基础照护需求。

④数据分析与个性化医养服务的融合。通过集成老年人的医疗和养老数据，大数据技术能够为他们提供高度定制化的医养服务。这包括个性化的健康管理计划和照护方案，能更精确地满足老年人的个别需求。

⑤智慧药房与用药管理的整合。智能药品配送和用药提醒系统的应用，能确保老年人按时按量安全地用药，这显著提高了用药的准确性和安全性。

⑥社区医养融合服务的实施。在社区中建立综合性医养服务中心，将社区内的医疗资源进行有效整合，为社区居住的老年人提供全面的医疗、康复和社交服务，满足其日常生活的多方面需求。

⑦老年人社交互动与心理健康服务的结合。通过整合社交互动平台和专业心理健康服务，不仅能为老年人提供社交活动的机会，促进他们的心理健康，同时也能关注并努力减轻他们的孤独感。

⑧家庭医生服务与居家照护的结合。家庭医生提供的连续性医疗服务与居家照护服务相结合，为老年人提供全面而持续的医疗关注和支持，确保他们在家中也能享受到全方位的医疗和照护。

⑨智慧医养平台的构建与数据共享。通过构建智慧医养平台，促进医疗与养老机构间的数据共享，从而提升服务的协同性和效率，为老年人提供更高效、更便捷的医养服务。

综上所述，智慧医养融合在满足老年人的医疗和养老需求方面展现出巨大潜力。这一领域通过将智慧医疗和智慧养老的技术与服务结合起来，有望为老年人群体提供更全面、个性化且高效的医养服务。

4.2 智慧康养融合创新

智慧康养融合通过引入先进的信息技术、大数据分析、人工智能、物联网等智慧技术，康养服务得以实现个性化定制、远程医疗监护、健康数据的实时追踪和分析。这些技术的应用不仅增强了对老年人健康状况的及时响应和准确诊断，还为他们提供了更为科学、系统的健康管理和养老服务。

4.2.1 智慧康养发展现状

智慧康养服务是指利用信息技术、物联网、大数据等现代科技手段，为老年人群体提供更加智能化、高效和便捷的健康管理服务。

（1）服务内容多样化。

智慧康养服务的内容十分丰富，涵盖了健康监测、慢性病管理、康复训练、心理咨询等众多方面。这种多元化的服务内容能够满足老年人多样化的健康和心理需求，从而提升其整体生活质量。

（2）服务模式创新。

智慧康养服务采纳了线上与线下相结合的模式，通过智能硬件和移动应用等工具，为老年人提供了极大的便利。此外，智慧康养服务还实行个性化服务模式，根据每位老年人的具体情况，能提供量身定制的服务方案。

（3）服务质量提升。

智慧康养服务通过运用先进的技术手段，极大地提高了服务的质量和效率。例如，利用大数据分析能够更精确地评估老年人的健康状态，从而提供更为针对性和有效的服务。

但是智慧康养在发展过程中也面临一些问题。

（1）服务费用较高。

作为新兴服务模式的智慧康养服务在市场上的收费标准相对较高，这可能使一部分老年人望而却步。因此，急需寻找有效途径以降低服务费用，使更多老年人能够负担得起并享受到智慧康养服务。

（2）服务人员素质的不均衡。

智慧康养服务需要服务人员具备专业知识和技能，但目前市场上相关专业人才相对短缺，导致服务人员素质参差不齐。为了提升服务质量，迫切需要加强人才培养和引进，提高服务人员的专业素质和技能水平。

（3）服务设施的不完善。

智慧康养服务依赖于一定的硬件设施和软件系统的支持，但当前一些服务设施尚未达到理想状态，这限制了服务的有效提供和质量。因此，加强基础设施的建设和升级，提升服务保障能力成为当务之急。

（4）服务法律法规不健全。

智慧康养服务涉及个人隐私和信息安全等关键问题，因此须遵循相关法律法规。现行的法律法规在智慧康养领域尚未完全成熟，需要加强立法和执法，以保护用户的隐私权和数据安全。

此外，智慧康养也同样面临着数据孤岛、信息安全、跨界合作难度大、政策支持不足等问题，需要在发展过程中不断完善。同时，需要不断探索新的商业模式和服务模式，以满足不断增长的健康需求，推动智慧康养产业的可持续发展。

4.2.2　智慧康养发展方向

随着人口老龄化的加快和信息技术的发展，智慧健康养老产业迎来了前所未有的发展机遇。

（1）创新服务。

依托互联网、物联网、大数据等技术，构建线上线下相结合的健康管理服务模式，以实现康养资源的有效对接和优化配置。创新服务包括智能化的健康监测、预防保健、康复理疗、营养膳食、心理咨询等，旨在满足老年人的多元化、个性化康养需求。

（2）科技驱动。

运用人工智能、物联网、云计算等前沿技术，推动康养服务的智能化和信息化。例如，通过智能家居设备实现老年人的智能化生活照护，利用智能医疗设备提供远程医疗服务，以及利用大数据进行健康状况的精准监测和预警。

（3）产业融合。

推动康养产业与其他产业如旅游、房地产、农业等的融合发展，形成新的业态，如康养旅游、康养地产、康养农业等。通过产业融合，扩展康养服务的产业链，提升附加值，满足老年人的多元化需求。

（4）社区参与。

加强社区在智慧康养中的作用，构建社区康养服务网络。整合社区资源，提供便利的康养服务，满足老年人在社区层面上的康养需求。

（5）人才培养。

加强智慧康养领域的人才培养，培养具备医学、护理、康复、心理等专业知识的复合型人才。同时，关注提升老年人的数字素养和技能，增强他们在智慧康养中的自我管理能力。

4.3 智慧医康养模式建构

智慧医康养模式构建的核心是应用大数据、物联网、人工智能等技术赋能医康养服务，打造互联化、物联化、智联化和高效、融合、便捷的服务场景，为政府、企业、服务主体提供产品矩阵和解决方案。具体实现方式是打造一个涵盖智慧医疗、智慧健康管理、智慧养老相关信息化功能的智慧医康养平台。

4.3.1 智慧医康养平台系统结构

智慧医康养平台系统是一个丰富的服务供给体系，它由医疗服务系统、健康管理服务系统、养老服务系统、养老监管系统、社会保障系统、智能终端设备、文化生活系统、人才培训系统、预防救援系统等组成，为老年人提供全面、精准、便捷的服务（见图4-1）。

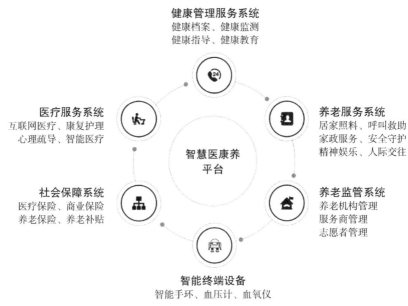

图4-1　智慧医康养平台系统结构

（1）医疗服务系统。

该系统包含医院业务信息系统、互联网医院信息系统、智能医疗系统等，医疗机构使用这些系统为老年人提供预约挂号、远程诊疗、康复护理、心理疏导、智能医疗等服务。

（2）健康管理系统。

医疗机构和健康管理机构使用该系统能为老年人提供健康档案管理、健康数据监测、健康方案指导、健康教育等服务。

（3）养老服务系统。

该系统包含养老机构服务系统、养老服务商平台系统、居家养老服务系统、社区养老服务系统等，由养老服务相关机构为老年人提供居家照料、呼叫救助、家政服务、精神娱乐、人际交往等服务。

（4）养老监管系统。

该系统是监督管理养老机构、养老服务商、老年人和志愿者等相关方数据的管理系统，民政部门可以使用此系统维护好养老市场秩序，保障老年人享受到优质的养老服务。

（5）社会保障系统。

该系统由医疗保险系统、商业保险系统、养老保险系统、养老补贴管理系统等组成，各社保机构使用这些系统为老年人提供综合性的医康养支付保障。

（6）智能终端设备。

包含智能医疗终端、健康监测终端、安全防护终端、智能机器人等，相关机构使用以上各终端通过物联网、大数据和人工智能技术，实现个性化、精准化的医康养服务，为养老服务提供科学依据和决策支持。

另外，还有不少文化生活方面的系统为老年人提供老年大学、老年活动中心、老年旅行社、网上商城等服务场景，人才培训系统用于医康养人才信息管理以及医康养服务技能培训管理等。

4.3.2　智慧医康养服务功能

智慧医康养平台是一个综合性的健康养老服务平台，它结合了医疗、健康和养老服务，为老年人提供全方位、个性化的健康管理和养老服务，包括健康管理、慢病管理、医疗辅助、康复训练、日常照护、精神慰藉、紧急救援、服务监管等一系列功能（见图4-2）。

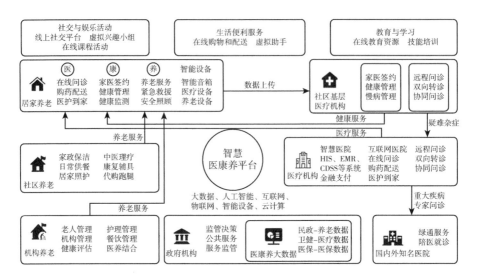

图4-2　智慧医康养服务功能

（1）健康监测与医疗支持。

健康监测与医疗支持服务为老年人提供了更加便捷、个性化的医疗健康管理方案，有助于提高老年人的健康水平和生活质量，让他们在享受晚年生活的同时，得到充分的医疗保障和支持。

①实时健康数据监测：通过智能穿戴设备和环境中的传感器实时监测老年人的生命体征，如心率、血压、血糖以及活动量等关键指标。数据自动传输至医疗分析平台，不仅便于老年人自我监测健康状态，还可供医疗专业人员远程监控，以便对老年人的健康情况做出迅速评估，并及时发现潜在的健康问题。

②个性化健康建议：基于收集的数据，利用人工智能算法为老年人提供个性化的健康管理建议和生活方式指导，这些建议可能包括饮食调整、运动计划、药物治疗提醒等，旨在帮助老年人改善生活习惯，预防或控制慢性疾病。这种个性化的健康管理方式有助于提高老年人的健康水平和生活质量。

③远程医疗咨询：通过视频通话、在线咨询平台等方式，老年人

可以随时随地接受医生的咨询，获得专业的医疗建议和诊断。这避免了不必要的医院就诊和交通不便，降低了老年人获得医疗服务的时间成本和经济负担。同时，远程医疗咨询也有助于提高老年人的医疗可及性和及时性。

④紧急医疗响应：在紧急情况下，平台能够自动联系医疗服务提供者或紧急联系人，如急救中心、亲属或社区服务人员。这种紧急医疗响应机制确保老年人在需要时能够得到及时的救助和护理，降低了突发状况对老年人生命安全的威胁。

（2）社交与娱乐活动。

社交与娱乐活动的设计，不仅着重于提供多元化的选择，还考虑到了操作的简便性和易用性，确保所有的老年用户都能够轻松参与。这些活动不仅为老年人提供了社交的机会，强化了他们的情感纽带，同时也丰富了他们的精神文化生活，让他们的晚年变得更加快乐和充实。

①线上社交平台：提供多种交流工具，包括即时消息、视频通话和社交网络分享功能，以确保老年人能够与家人、朋友以及社区其他成员保持紧密联系。无论是分享日常生活的小事，庆祝特别场合，还是寻求支持和帮助，线上社交平台都能让老年人感到他们并不孤单。

②虚拟兴趣小组：通过组织多种虚拟兴趣小组，老年人可以在享受共同爱好的同时，与他人建立深厚的友谊。这些小组可能涉及从园艺到数字摄影的各种主题，如园艺、摄影、绘画、音乐等，鼓励老年人探索和发展个人爱好，提供一个自由学习、交流和相互鼓励的环境。参与这些小组活动，不仅能够提高老年人的生活热情，还能够促进他们的心理健康和社会参与感，进一步增强他们在社区中的归属感。

③在线课程和活动：提供一系列在线课程和活动，旨在满足老年

人在继续教育和个人娱乐上的需求。这些课程可能包括语言学习、电脑技能、历史讲座等，而活动可能包括在线音乐会、艺术展览等，使老年人能够在舒适的环境中继续成长和探索世界。

（3）生活便利服务。

平台通过线上线下相结合的方式为老年人提供便捷和高效的日常生活支持。这些服务能够减轻老年人在日常生活中遇到的实际困难。

①在线购物和配送：针对老年人可能面临的出行挑战，平台提供了简单易用的在线购物系统。老年人可以从家中的舒适环境里浏览各种商品，包括日常生活用品和特殊需求物品，如医疗用品和健康食品，并享受快速、可靠的送货上门服务。此外，与本地药店的合作可以确保老年人能够及时获得他们所需的药物和健康产品。

②虚拟助手：利用最新的语音识别和人工智能技术，协助老年人完成日常任务，如提醒服药、安排日常事务、预定医疗服务等。这些虚拟助手可以通过简单的语音指令来操作，让老年人无须烦琐的操作过程，就能管理他们的日程和健康计划。

（4）教育与学习。

通过提供丰富的在线教育资源、技能培训和兴趣课程，平台能够满足老年人持续学习的需求，提高他们的生活质量和精神状态。这不仅有助于促进老年人的个人成长和发展，还能为虚拟社区营造一个积极向上的氛围。

①在线教育资源：提供一个广泛的在线教育资源库，涵盖从语言学习到科技知识的多个领域，以满足不同兴趣和需求的老年人。通过便捷的在线学习平台，老年人可以随时随地访问这些资源，按照自己的学习节奏进行课程学习。同时，平台还可以与顶级教育机构建立合作，定期邀请专业讲师在线授课。

②技能培训：组织专门为老年人量身定制的技能培训课程，旨在

帮助他们掌握实用技能，如使用智能手机、网络安全基础、健康饮食制作等。这些课程不仅帮助老年人提升自我照顾能力，而且通过小组学习形式，增进老年人之间的在线互动和沟通。

4.3.3　智慧医康养平台运营与管理

（1）组织结构。

①高级管理层。

平台负责人：负责整体战略规划、政策制定及关键决策，需具备卓越的领导能力并对老年人的需求有深入的理解。

运营管理团队：包括财务、人力资源、市场营销和技术支持等部门的负责人，主要职责是制定和实施日常运营策略，以确保平台目标的顺利达成。

②技术支持团队。

IT技术人员：维护并更新平台的技术基础设施，保障平台的稳定运行。

数据分析师：负责对用户数据进行深度分析，以便提供定制化的服务并优化用户体验。

技术研发人员：致力于探索并实施新技术，以增强平台服务的效率与质量。

③客户服务团队。

客户服务代表：负责提供日常的用户支持，解答用户咨询，处理服务请求和投诉。

④医疗专家团队。

健康顾问：提供健康咨询服务，协助用户制订健康计划。

合作医生团队：与外部医疗机构合作，为社区用户提供专业的远程医疗服务。

⑤市场营销和公关团队。

市场营销专员：负责推广平台，吸引新用户，同时维护平台的品牌形象。

公关人员：建立和维护与外部组织的良好关系，拓展合作机会。

（2）运营策略。

有效的运营策略是平台成功的关键，主要包括：

①用户需求导向：要重视需求调研，通过定期的用户调研来深入了解老年用户的需求、偏好以及使用习惯，为他们提供更加精准和个性化的服务。基于用户反馈和数据分析，制订和实施健康计划和专门的社交活动等个性化服务，以满足老年用户的多样化需求。

②技术创新与升级：通过持续投资新技术，如人工智能和大数据分析等，旨在提升服务质量和用户体验。此外，通过与科技公司和研究机构合作，共同研发适合老年人使用的新技术和应用。

③质量管理与服务标准化：制定明确的服务质量标准，并确保提供一致且高质量的服务。通过定期的服务评估和性能监控，持续改进服务流程和内容，以满足老年用户日益增长的需求。

④市场营销策略：通过实施一系列积极的市场营销活动，建立和提升平台的品牌形象，明确目标市场，并针对性地设计营销活动，以吸引更多老年用户。

⑤用户反馈机制：鼓励用户参与平台管理和活动策划，以增强他们的归属感和满意度；设立多元化的用户反馈渠道，以便及时响应用户的意见和建议。

⑥合作伙伴网络：平台通过与医疗机构、教育机构和技术公司等建立战略伙伴关系，共同为老年用户提供综合性的服务。另外，通过与当地社区组织合作，整合和利用现有的社区资源，以提供更广泛的服务。

4.4　虚拟养老社区

基于智慧医康养平台，突破传统养老模式地理和物理限制的虚拟养老社区应运而生，标志着一种创新且有效的养老服务模式的出现。

4.4.1　虚拟养老社区的概念与特性

虚拟养老社区是指通过网络和数字技术，为分散居住的老年人提供医疗健康、社交互动和日常生活支持等全方位服务的虚拟网络社区环境。其核心包括：

（1）技术驱动的服务。

利用云计算、大数据分析、物联网、人工智能等先进技术，虚拟养老社区为老年人提供定制化的健康监测、生活辅助、紧急响应等服务。这种技术驱动的方法能够精准满足老年人的具体需求，提升他们的生活质量。

（2）无界限的可及性。

虚拟养老社区的一个显著优势是其服务的无界限性。无论老年人身处何地，他们都能够接入并享受到相应的服务。这对于居住在偏远地区或行动不便的老年人来说尤其重要，大大提升了服务的普及性和包容性。

（3）社交互动与社区归属感。

通过线上交流平台和虚拟活动，虚拟养老社区为老年人提供了丰富的社交机会。这不仅帮助老年人减轻孤独感，还增强了他们的社区归属感和生活满意度。

（4）灵活性和可扩展性。

虚拟养老社区模式具有高度的灵活性和可扩展性。它能够根据老年人的健康状况和需求灵活调整服务内容，并且随着技术进步和社会需求的变化，不断扩展和升级服务范围。

虚拟养老社区以其独有的特征展示了在应对人口老龄化挑战方面的巨大潜力和价值，为社会的可持续发展开辟了新的思路和方向。

4.4.2 虚拟养老社区服务场景

虚拟养老社区服务场景设计应该根据老年人的需求和特点进行，以提高老年人的生活质量和幸福感为目标。

（1）健康管理场景。

在这一场景中，老年人通过智能健康监测系统或穿戴设备，实时跟踪自己的健康状况。系统可以自动分析数据并提供健康建议，必要时还会提醒用户联系医生或进行远程医疗咨询。

①居家健康监测：利用智能手表、健康监测设备等工具，老年人可实时收集重要的健康数据，如心率、血糖水平、血压等。这些数据通过无线网络自动上传到云平台，系统运用先进的数据分析技术处理这些信息，为老年人提供健康风险预测和个性化的健康管理建议。这种监测不仅帮助老年人更好地了解自己的健康状况，还能在出现潜在健康问题时及时提醒。

②远程医疗沟通：老年人在遇到健康问题或有相关疑问时，可以通过平台上的视频通话功能直接与医生沟通。医生可根据老年人提供的健康数据和当前状况提出专业的医疗建议。这种沟通方式不仅减少了老年人前往医院的需求，而且提高了医疗服务的可及性和便利性。

（2）社交互动场景。

老年人可以通过多样的在线社交平台，参加各种虚拟活动，与家人、朋友和其他老年人建立联系并分享彼此的生活。这不仅满足了老年人的社交需求，也让他们在互动交流中感受到了归属感和幸福感。

①虚拟主题聚会：设计一系列的虚拟聚会场景，老年人可以通过虚拟现实技术，穿越至仿佛真实存在的聚会场所。这些场所可能是在线生日派对、节日庆典或其他具有纪念意义的聚会。在这些聚会中，老年人可以与远方的亲友或同一社区的其他成员互动，进行游戏、交谈，甚至一同跳舞，体验与现实无异的社交氛围。

②在线社区活动：老年人可以根据自己的兴趣加入相应的兴趣小组，与其他有共同爱好和兴趣的人一起交流心得、分享经验，这些兴趣小组可以涉及音乐、绘画、旅游、健身等不同领域，满足老年人多样化的需求。同时，虚拟养老社区还设有论坛功能，让老年人可以发表自己的观点和看法，与其他成员进行深入的讨论和交流，这有助于拓宽老年人的视野，促进彼此之间的了解和友谊。

③在线情感互动：实时视频通话功能使得老年人可以与家人和朋友进行实时互动，而无论他们身在何处。这种直观的沟通方式对于身体条件限制了出行的老年人尤为重要。因为它能够使他们在不离家门的情况下，分享生活的快乐和不足，感受到家的温暖和友谊的陪伴。

（3）智能家居生活场景。

在智能家居生活场景中，老年人的家被精心装备了一系列智能设备，为他们的日常生活带来便利、舒适和安全。

①智能照明系统：考虑老年人的视觉舒适度和活动模式，可以根据室内光线条件或时间段自动调节亮度和色温。例如，当老年人晚间阅读时，系统会提供足够的光亮，并在他们入睡时渐渐调暗，以促进更好的睡眠。智能照明系统也能够在夜间提供柔和的导航光，以确保老年人夜间起床时的安全。

②智能家电控制：老年人可以使用语音指令或简单的触摸操作来管理家中的智能设备，如恒温器、智能电视、自动窗帘等。这一系统的设计使老年人无须起身，即可享受到温度的自我调节、娱乐设备的

无缝播放和光线的个性化控制，从而大大提高了他们的生活便利性。

③安全监控系统：通过摄像头、传感器和报警器等设备实时监测家中的情况，确保老年人的安全。如果出现火灾、入侵或摔倒等异常情况，安全监控系统会立即发出警报并通知家人或紧急联系人。这种及时预警和响应机制为老年人提供了一个更加安全和放心的居住环境。

（4）在线学习和娱乐场景。

在线学习和娱乐场景为虚拟养老社区中的老年人提供了一系列便捷和丰富的活动选择。这一场景致力于满足老年人多样化的精神和文化需求，通过参与各类活动，老年人不仅可以提升自我，还能找到与他人交流互动的机会，这对于增强他们的生活质量和社区归属感至关重要。

①在线学习和教育：为老年人提供一个灵活的在线学习平台，可以选择各种各样的课程，如外语、艺术、音乐、计算机技能等，满足他们不断学习和发展的愿望。采用互动和多媒体的教学方法，确保老年人不受物理条件限制，能够在家中舒适地学习新技能。这些课程由具有丰富经验的教师授课，同时提供互动论坛，让老年人可以分享学习心得，或与同龄人建立学习小组，共同进步。

②在线娱乐休闲活动：社区平台可以观看电影，参与在线音乐会、戏剧表演等多种文化活动，使老年人可以在家中享受丰富的文化生活。此外，平台提供的在线游戏、电子书籍、虚拟旅游等休闲活动可以满足老年人不同的娱乐偏好。这些活动不仅为老年人提供享受个人兴趣的机会，也增加了与家人、朋友共享乐趣的时光，增强了社区间的联系和互动。

第5章　应用与推广："颐港通"
智慧医康养实践

河北港口集团是省属国有独资企业，2023年完成港口货物吞吐量7.95亿吨，在全国沿海主要港口集团中排第三位，资产总额1400亿元，在职职工19500人，有港口运营、现代物流、投资运营、园区经济四个主营业务板块。近年来，集团围绕省委、省政府港产城融合发展要求和秦皇岛市城市定位，助力秦皇岛市打造中国康养名城，着力发展专业化、智慧化、规模化的大健康产业，探索打造智慧医康养融合发展新模式。

5.1　智慧医康养基础与优势

河北港口集团统筹医疗、医保、科技及相关产业投融资的内部资源，联合智能设备厂商、商业保险公司、连锁药企、社会化养老服务企业等外部资源，在国内率先打造了全新的"颐港通"智慧医康养服务平台，并于2023年10月1日上线运行。

5.1.1　技术支撑基础

河北数港科技有限公司是"颐港通"智慧医康养平台技术支撑单位，由河北港口集团与东软集团合资成立。该公司是一家专注于健康医疗大数据挖掘与应用的高新技术企业，为医疗、养老、医药、金融和保险等机构提供大数据平台建设、大数据资产运营管理以及大数据增值产品研发等服务，现已打通了在线诊疗、辅助诊断、处方流转、医保支付等医疗健康养老的核心环节，用户遍布河北省各地市。数港公司通过不断的创新研发和项目实践，在医疗服务、健康管理、养老服务以及企业数字化等领域积累了丰富的技术经验，为智慧医康养发展提供了全方位的技术赋能。

（1）在医疗信息化方面。

自主研发了医疗大数据中心系统、互联网医院系统、远程会诊系统、双向转诊系统、医护到家系统、临床辅助决策支持系统等多个医疗信息化系统，并在邯郸、张家口、秦皇岛等地的医疗机构开展应用。

（2）在养老信息化方面。

自主研发了"互联网+养老"服务平台、时间银行服务平台、紧急呼叫平台等养老信息化系统，通过整合各方资源，在邯郸、秦皇岛等地为老年人提供服务。

（3）在健康管理方面。

自主研发了慢病健康管理平台、全民健康信息平台、智能随访系统等健康管理信息化系统，在秦皇岛、张家口等地开展应用。

5.1.2 医疗服务能力

港口医院是"颐港通"智慧医康养平台医疗服务的主要提供单位。该院创建于1903年，是秦皇岛市建院最早的一家医院，现已发展成为集医疗、预防、教学、科研为一体的综合医院。近年来，该院积极探索开展互联网医院、医养结合、中西医结合等业务，取得了良好的成效。

（1）互联网医院。

该院于2021年已完成智慧医院一期、互联网医院、医联体平台等医疗业务信息化建设工作，初步建立了智慧医疗服务体系和运营体系，在提升便捷就医能力、拓展院外就医人群、降低院内医疗成本、检查检验服务能力输出和提供复诊续方购药服务等多方面取得了初步成果。

（2）医养结合服务。

"河港健康医养中心·观海"是秦皇岛市第一家环境优美、适老化设备智能、医疗保障充足、服务品质优良的医养结合养老示范机构，以港口医院的医疗服务为技术支撑，提供综合化的康复治疗和营养就餐等服务。

（3）中西医结合医院。

该院积极发挥中医药治疗特色，努力挖掘中医文化的精髓，多个科室开展中西医结合诊疗工作，还与多家医药企业合作研发食药同源产品，目前已上市的产品有六大系列、15 个品种。

5.1.3　医保支付保障

河北港口集团离退和社保管理中心（以下简称"中心"）为集团职工、离退休人员提供工会福利互助、五险一金社会性保险、企业年金、企业补充医疗保险、商业健康保险等服务，为"颐港通"智慧医康养平台服务集团职工提供医保支付保障。中心与商业保险公司合作引入商业健康保险，为职工提供京津三甲医院的绿色通道服务。

5.1.4　资源整合能力

河北港口集团的医疗健康板块在医、药、养、健、保五个方向已形成一定的比较优势（见图 5-1），通过整合健康产业公司、社保中心、港口医院、数港科技和投资公司等自身资源，汇聚了保险公司、医药企业、医疗器械供应商和医疗服务机构等众多优秀合作伙伴，初步形成了在企业层面的智慧医康养产业生态体系。

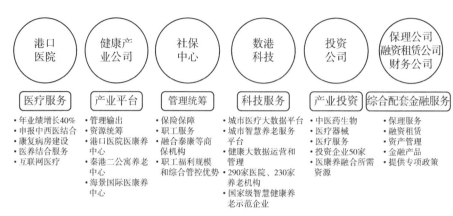

图5-1　河北港口集团智慧医康养资源整合能力

此外，河北港口集团拥有10万名职工和家属的客群资源。这些基础和优势为"颐港通"智慧医康养平台在集团内部打通医疗、康复、健康管理及补充医疗保险支付等关键功能环节创造了条件，并通过初期面向职工提供线上、线下相结合的医康养融合服务，致力于形成一个功能完善的智慧医康养融合服务模式，通过经验积累、优化提升，逐步向社会推广。"颐港通"平台建设优势见图5-2。

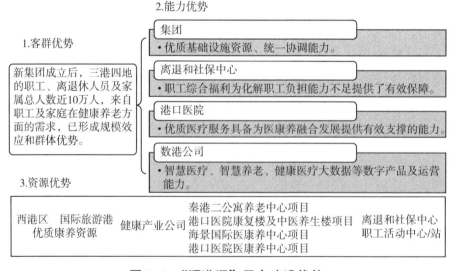

图5-2　"颐港通"平台建设优势

5.2　"颐港通"总体结构

　　"颐港通"平台构建的总体思路是：整合集团内部港口医院、社保中心、数港公司、健康产业公司等产业主体的相关业务，发挥各自在服务、技术、数据及金融等方面优势，打造一个医康养融合、线上线下贯通的智慧医康养信息系统，初期面向集团职工及家属提供线上问诊购药、健康管理、就医绿通以及居家养老等服务。通过集团内的实践，形成可持续、可复制的智慧医康养融合发展模式并向社会推广，扩大市场用户规模，吸引医康养产业链上下游企业不断加入。目前生态伙伴初具规模，已形成"颐港通"特色产业生态雏形。"颐港通"平台运营体系如图5-3所示。

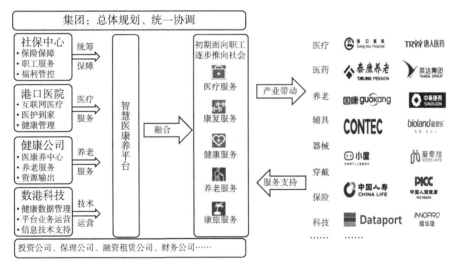

图5-3　"颐港通"平台运营体系

5.2.1　技术架构

（1）系统构成。

　　"颐港通"智慧医康养平台规划了智慧医康养服务平台、医康养数据中心、物联网平台共三个平台，为职工提供医疗服务、健康管理服务、养老服务和居家照护服务。

①医康养数据中心汇聚职工的医疗、健康、养老、社保等相关系统数据，实现数据资源的利用和共享。

②物联网平台对接医疗健康监测设备和居家养老设备，实时采集职工健康和居家安全环境数据，上传至医康养数据中心。

③智慧医康养服务平台整合接入社保系统、"港口惠"平台、医院信息系统和互联网医院系统、商保公司就医绿通系统、市民政智慧养老系统以及养老机构系统等各专项服务系统。见图5-4。

平台通过实现系统的互联互通、数据共享、业务协同，为客户提供医疗服务、健康管理服务、养老服务和居家照护服务等一站式线上服务。

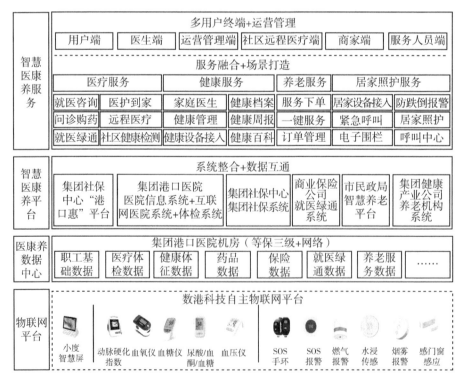

图5-4 "颐港通"平台系统构成

（2）数据交换与共享。

个人医疗、健康、养老、社保相关数据在智慧医康养大数据中心进行汇聚、治理，形成医康养数据资源库，包括个人基本信息库、医疗主题库、养老主题库、知识主题库等，实现数据资源共享，运用大数据、人工智能等技术进行深度开发利用，提供个性化的医康养服务。见图5-5。

①港口医院的医院信息系统和互联网医院系统提供职工的院内诊疗数据、线上诊疗数据、体检数据、在线购药数据、健康监测数据等医疗数据。

②集团社保中心的社保系统提供职工基本医疗保险和企业补充保险的参保信息、结算信息、二次报销信息等医保数据，港口惠平台提供职工个人基本信息数据、社保服务数据、福利服务数据等。

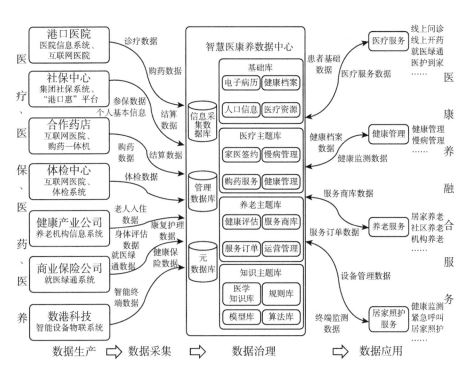

图5-5　"颐港通"平台数据交换与共享

③健康产业公司的养老机构信息系统会提供老人个人数据、入住数据、身体评估数据、用药数据、康复护理数据等养老数据。

④合作药店将提供药品信息数据、结算信息数据，商业保险公司提供健康保险数据、就医绿通数据等。

（3）系统功能设计。

在功能设计上（见图5-6），平台分为前端功能和后端功能。前端功能为服务机构、服务人员以及被服务用户等平台使用者提供定制化前端服务系统，确保各类人员能够方便进行系统配置、服务提供和获取。后端功能主要为运营管理人员提供一套全面的后台管理系统，支持对整个平台的运营进行监控和管理，包括数据统计、服务监控、用户管理以及系统设置等功能，确保平台的稳定运行和高效管理。

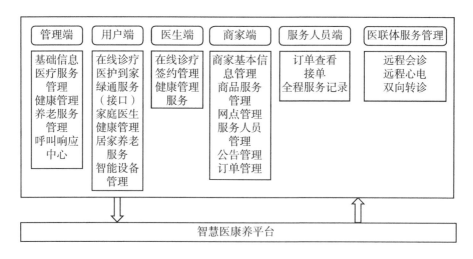

图5-6 "颐港通"平台功能设计

5.2.2 业务运营架构

"颐港通"平台目前在集团内部业务运营开展上已经基本实现医康养融合模式的设计目标，取得了积极进展。平台建设的最终目标是要通过整合政府、医疗机构、养老企业、医药企业等资源打造一个城市级、市场化、综合性的服务平台。"颐港通"平台业务运营架构如图5-7所示。

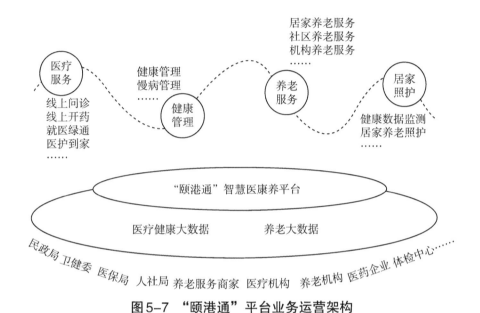

图 5-7　"颐港通"平台业务运营架构

（1）医疗服务。

通过平台开展线上问诊、线上开药、就医绿通、医护到家等服务，通过医保/商保一站式结算，缓解职工看病难、看病贵的问题。

①线上问诊。患者可以通过系统手机端以图文、语音以及视频的方式选择医生发起线上问诊申请，医生收到患者申请后与患者进行在线沟通病情，为患者解疑答惑。

②线上开药。患者可以在线上问诊过程中向医生申请线上开药，患者线上支付药费，然后可以选择自提或者配送服务。

③就医绿通。平台通过对接商保公司就医绿通实现域外就医绿通服务，患者通过手机端提交预约申请北京、天津等三甲医院专家门诊和预约住院服务，预约成功后平台会向患者发送提醒信息，商保公司

145

提供线下陪诊服务。

④医护到家。用户通过手机下单预约上门医疗护理服务，医院收到订单后评估接单指派医护人员，医护人员携带专业设备上门提供专业医护服务。目前港口医院开展上门护理服务有骨科康复、留置尿管等服务，上门检验服务有上门采血、取尿等服务，上门检查服务有测量血压、血氧、血糖、心电等服务。便携医疗套装如图5-8所示。

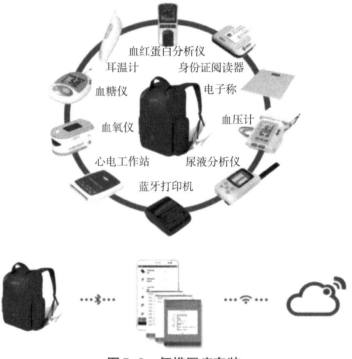

图5-8　便携医疗套装

（2）健康管理。

港口医院组建健康管理家庭医生团队，老人通过"颐港通"智慧医康养平台签约家庭医生，平台对接血压计、血糖仪、血氧仪等健康监测设备，老人日常利用健康监测设备测量上传健康体征数据到平台，家庭医生通过平台分析老人健康情况定期生成健康报告，开展用药、饮食、运动等方面的健康指导，发现异常及时推送信息给相关人员处理，保障老人身体健康。

（3）慢病管理。

老年人通过平台发起慢病问诊申请，医生根据体检数据、健康监测设备采集数据和老年人主动录入平台的个人健康数据等，分析病情风险，及时发送健康指导方案和预警信息给老年人。"颐港通"平台慢病管理服务如图5-9所示。"颐港通"智慧医康养平台开通3个月，服务的慢性病患者就达到了1300多人。其中，老年病管理服务400多人，通过指导合理膳食、适当运动等预防措施，有效预防老年冠心病、骨关节增生等疾病的发生；高血压管理服务600多人，通过监测血压变化和指导合理用药帮助患者平稳控压；痛风管理服务100多人，通过对痛风及相关代谢疾病的规范管理，减少并发症发生；糖尿病管理服务200多人，通过规范化治疗和持续的生活方式干预，帮助患者平稳控糖。

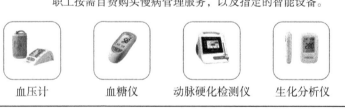

慢病管理

服务内容：通过签约慢病专科医生，为职工提供咨询、随访、指标预警、用药指导、运动指导、饮食指导等多种慢病管理服务。

服务方式：平台支持多种指定慢病智能设备，血压计、血糖仪、动脉硬化检测仪、生化分析仪（血糖/血酮/尿酸）等，产生的数据提供给医生做慢病指导。

职工按需自费购买慢病管理服务，以及指定的智能设备。

|血压计|血糖仪|动脉硬化检测仪|生化分析仪|

图5-9　"颐港通"平台慢病管理服务

（4）养老服务。

根据居家养老、社区养老、机构养老的需求，智慧医康养平台为不同养老模式设计了相应服务内容，以满足用户在不同养老场景下的需求。

①居家养老服务。医康养平台对接秦皇岛智慧养老信息化服务平台，招募有相关服务资质的服务商，提供居家照护、助餐服务、家政保洁、上门维修、代购跑腿、康复器具租赁购买等服务。"颐港通"平台居家养老服务流程如图5-10所示。

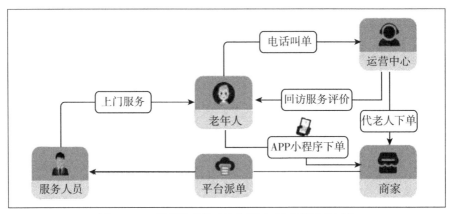

图5-10 "颐港通"平台居家养老服务流程

②社区养老服务。社区日间照料中心是社区养老的主要场景，为半失能和生活能力弱的老年人提供护理照顾服务，为活力老年人提供日常餐饮、精神文化活动等服务。目前"颐港通"智慧医康养平台已接入192个社区日间照料服务中心为老人提供服务。

③机构养老服务。目前是以河港健康医养中心、海景国际医康养中心、秦港二公寓养老中心等机构为服务主体，为老人提供智能入院评估，建立老年人健康信息档案，通过大数据分析帮助老年人形成护理方案，为老人提供专业的医疗康复和营养餐饮等服务。

（5）居家照护设备接入。

智慧医康养平台根据居家养老需求，设计了一系列健康监测和居家养老设备，旨在通过平台为老人提供全方位的健康管理和安全照护服务。

①康监测设备。智慧医康养平台接入了一系列智能健康监测设备，方便老人在家中自行测量健康数据，并上传至"颐港通"智慧医康养平台。平台上的专业医生会定期分析这些数据，评估老人的健康状态，并据此给出相应的健康建议和调整方案。目前平台已接入的健康监测设备主要有血压仪、血糖仪、血糖血酮尿酸三合一分析仪、脉搏血氧仪、动脉硬化检测仪、胎心监护仪、中医四诊仪等（见表5-1）。

表5-1　　　　　　　　　　健康监测设备

序号	设备名称	设备功能
1	血压仪	测量日常血压，并将数据上传到"颐港通"数据中心
2	血糖仪	测量日常餐前餐后血糖，并将数据上传到"颐港通"数据中心
3	血糖血酮尿酸三合一分析仪	测量血酮、血糖、尿酸等项目，并将数据上传到"颐港通"数据中心
4	脉搏血氧仪	监测脉搏氧饱和度、血氧浓度和心跳数据，并上传到"颐港通"数据中心
5	动脉硬化检测仪	测量收缩压、舒张压、和脉率，同时测量动脉在压力改变时的脉动波形，分析得到动脉的弹性情况及动脉硬化程度。并将数据上传到"颐港通"数据中心
6	胎心监护仪	测量胎儿的胎心，并将数据上传到"颐港通"数据中心
7	中医四诊仪	将中医面诊、舌诊、脉诊、问诊等整合在一起，采集数据并上传到"颐港通"数据中心，提供中医诊断分析结果
8	健康体检一体机	用户通过设备可测量身高、体重、BMI、血压、脉率、血氧、脂肪含量、血糖等健康体征数据，并将数据上传到"颐港通"数据中心

②安防照护设备。智慧医康养平台接入小度智慧屏及一系列安防传感器等居家养老照护设备，实时监测老年人居家生活环境，为老年人提供智能化养老、安防报警及紧急救助等居家照护服务。"颐港通"平台应急服务如图5-11所示。

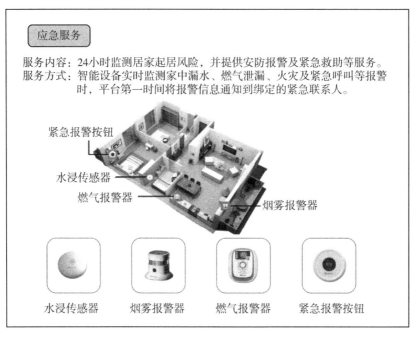

图5-11 "颐港通"平台应急服务

目前平台已接入10余种智能安防照护设备（见表5-2）。

表5-2　　　　　　　　　　安防照护设备

序号	设备名称	设备功能
1	紧急报警按钮	通过按下紧急求助按钮将报警信息上传到"颐港通"平台，让家人、护理人员等第一时间获知求助消息
2	智能门窗传感器	智能门窗传感器通过传感器的磁力感应判断门窗开关状态，并将报警信息上传到"颐港通"平台
3	智能人体移动传感器	用于检测人体移动，当老年人离开房间或有人经过时自动报警，并将报警信息上传到"颐港通"平台
4	烟雾报警器	当报警器探测到烟雾并达到报警浓度时，报警红灯闪烁并发出报警声，并将报警信息上传到"颐港通"平台
5	可燃气体报警器	当探测器测到有可燃气体泄漏并达到报警设定的浓度时，设备红色LED灯闪烁，并发出报警声，并将报警信息上传到"颐港通"平台

续表

序号	设备名称	设备功能
6	水浸报警器	能够检测到漏水和浸水，检测到有水时，报警器的红色指示灯快速闪烁，并伴随有"嘀嘀嘀"的报警声，同时上传漏水信息到"颐港通"平台
7	智能睡眠检测带	针对长期卧床的病人，检测呼吸率、心率和睡眠状态，并将异常数据进行报警同步到"颐港通"平台
8	智能手环	智能手环可以拨打SOS报警电话，跌倒时会发出报警短信，并将报警信息上传到"颐港通"平台
9	智能手表	智能手表可以拨打SOS报警电话，实时监测老人血压心率等健康体征，跌倒时会发出报警短信，并将报警信息上传到"颐港通"平台
10	小度智慧屏	通过"康养管家"集成智能化养老服务，呼叫特定关键词唤醒系统即可进行语音操控，为用户提供健康咨询、家庭医生、线上医生、健康数据、服务中心、养老服务等服务

5.2.3　服务场景

"颐港通"智慧医康养平台服务场景包括居家养老服务、社区居家养老服务中心、社区卫生服务中心、河港健康医养中心（养老机构）、智慧医康养运营服务中心等场景。

（1）居家养老服务。

目前"颐港通"智慧医康养平台已接入包括港口医院、数港科技、泰康家医、唐人医药、中秦康养、拓阳养老、瓜先生家政、福瑞康等52家服务企事业单位，提供包括线上问诊、线上开药、医护到家、就医绿通、药品配送、康复辅具租赁、理疗服务、上门助浴、家政保洁等16类服务，接入小度智慧屏（见图5-12）、智能手表、血糖仪、动脉硬化检测仪、血氧仪、烟雾报警器、紧急报警按钮、智能睡眠检测带等智能医疗健康监测和居家养老设备967台。

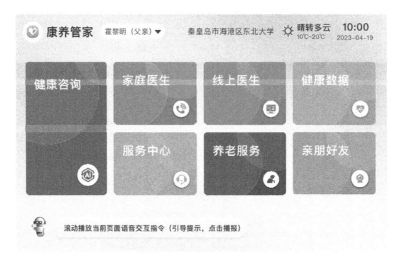

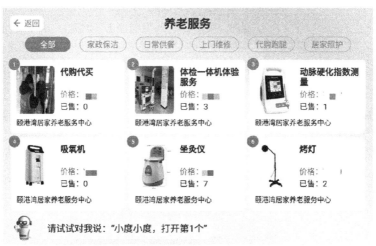

图5-12 小度智慧屏"康养管家"

（2）社区居家养老服务中心。

目前颐港湾居家养老服务中心配置运营人员8人；安装医康养设备14台套；每月提供康复辅具租赁、社区食堂餐饮服务、康复理疗服务、健康咨询、自助体检、社区团购、老年用品代购等12类服务，服务230多人次；每月组织8次文化娱乐活动；通过线上、线下联动，提供了较为全面的便捷医康养融合式服务。

（3）社区卫生服务中心。

目前河东社区卫生服务中心配置医护人员10人，安装医康养设备35台套；每月提供医疗咨询、康复治疗、医护到家等医疗服务370多人次，日常健康体检、健康管理、慢病管理、健康宣传讲座等健康管理服务380多人次；卫生服务中心延伸了医院的专业医疗服务，为社区居民提供了良好的就医体验。

（4）河港健康医养中心。

河港健康医养中心共9层，其中1–6层为康复治疗区，配置副主任医师1人，主治医师7人，康复治疗师及针灸推拿治疗师8人，护士15人；7–9层为医养区，每层有12个房间，每个房间两张床位，共配置医护人员15人。河港健康医养中心通过将其养老信息系统与"颐港通"智慧医康养平台对接，互通共享老人医疗、医保、养老等数据，为入住中心老人提供医康养融合式服务。

（5）智慧医康养运营服务中心。

秦皇岛港西港区建设了智慧医康养运营服务中心。目前该运营服务中心有医护人员8人，提供线上问诊、健康咨询、医护到家等服务；有客服人员6人，提供线上应急呼叫响应、服务调度、投诉响应等服务；有运营管理人员2人，负责运营分析、服务质量、商家管理等。

5.3 "颐港通"服务流程与标准

"颐港通"平台由健康产业公司牵头，联合港口医院、数港科技、社保中心等多个团队共同成立"颐港通"运营团队。运营团队负责平台的管理、运营和服务，其中，线上服务包括线上问诊、线上开药、医护到家、健康管理、慢病管理等服务；线下服务包括开展家庭病床、专业护理、检查检验等医护上门服务，同时对接助餐、家政、维修等社会化服务企业和机构，以及社区志愿者开展居家养老上门服务。运营团队和合作伙伴构成是多层次、多专业的，在统一的平台服务流程和服务标准下，实现业务协同和服务创新，为用户提供更全面、更专业、更便捷的医康养服务。

"颐港通"平台旨在打造一个全新的医康养服务模式，平台的服务理念是"医康养护全方位，用户需求即时应，贴心服务零距离"，让老年人和用户在平台能够时刻享受到家人般的体贴和温暖。"颐港通"平台服务流程如图5-13所示。

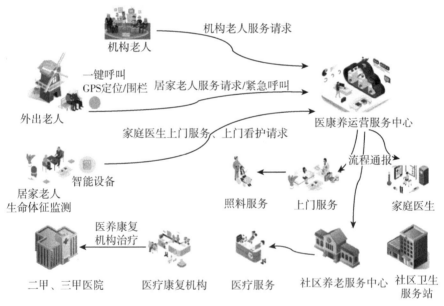

图5-13 "颐港通"平台服务流程

5.3.1 服务流程

"颐港通"平台按照国家医疗、养老相关服务规范，借鉴国内外领先的医疗康复、健康管理、养老服务的做法，制定了用户建档服务、平台主动服务和平台响应服务的三大服务流程。考虑医康养服务融合的特性，服务主体涵盖了医疗康复团队、健康管理团队以及养老服务团队。

（1）用户建档服务流程。

用户建档包括注册、个性化评估、健康档案、服务方案等流程。用户通过平台注册，填写基本信息和基本需求，在平台服务人员的协助下进行健康评估，并建立个人健康档案，后续在服务过程中持续完善健康档案，形成个人健康画像。服务团队根据健康画像制定个性化的医康养服务计划，确保了用户服务的针对性和有效性。"颐港通"平台用户注册如图5-14所示。

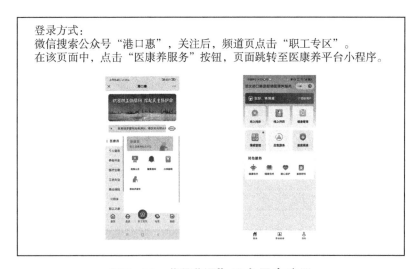

登录方式：
微信搜索公众号"港口惠"，关注后，频道页点击"职工专区"。
在该页面中，点击"医康养服务"按钮，页面跳转至医康养平台小程序。

图5-14 "颐港通"平台用户注册

（2）平台主动服务流程。

根据平台智能分析、跟踪用户当前健康状态及服务需求，健康管理团队通过定期随访和健康咨询，主动提供个性化的用药提醒、健康指导、饮食指导等服务，帮助用户养成健康的生活习惯，预防疾病的发生；养老服务团队主动联系用户提供关怀照护、安全预警、社交邀请、生活提醒等服务。"颐港通"平台健康管理服务流程如图5-15所示。

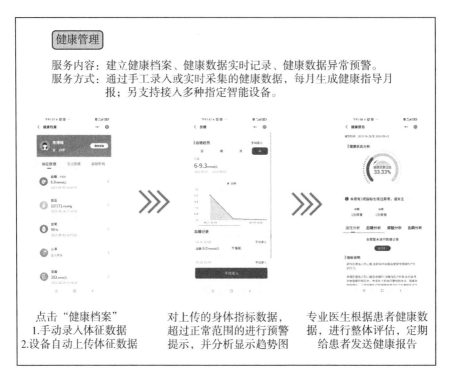

图5-15 "颐港通"平台健康管理服务流程

（3）平台响应服务流程。

平台支持用户通过电话、手机移动端、小度智慧屏及其他智能终端发起服务申请，系统通过人工或智能转接专业服务团队，提供响应服务。医疗康复团队负责提供在线诊疗、开药及康复指导等服务，健康管理团队负责响应用户的在饮食、运动、用药等方面的日常健康咨询，养老服务团队负责联系响应老年人在助餐、助洁、助浴、助急、助行等养老方面的服务需求。"颐港通"平台线上问诊服务流程如图5-16所示。

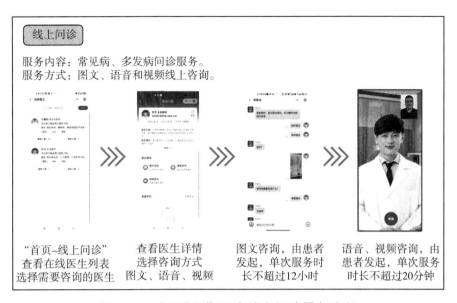

图5-16 "颐港通"平台线上问诊服务流程

5.3.2 服务标准

"颐港通"平台制定了一系列严格的服务标准，覆盖了医疗、康复、健康管理和养老全部服务内容。这些服务标准是全面服务体系的重要支撑，确保了服务的高质量和用户的满意度。

（1）服务标准的种类。

服务标准不仅仅关注于技术和业务层面，更加注重服务的个性化和品质效率。在线上健康咨询服务、线上家医健康管理服务、就医绿通服务（见图5-17）、线上线下一体化养老服务业务中，制定了需求评估标准、医疗服务标准、健康管理标准、养老服务标准、紧急服务标准等内容。

相关服务标准细则包括服务响应时间、接待用语、人员着装、服务时间、配送时效、用户满意度、考核评分等具体指标，以确保服务的专业性。

就医绿通

服务内容：北京或天津三甲医院就医绿通服务。包括专家门诊、重疾住院手术安排服务。
服务方式：服务需线上申请。专家门诊安排不限疾病，预约三甲医院权威专家，需求明
　　　　　确后1-5个工作日安排，指定医院和科室。重疾住院手术安排由线上提出服
　　　　　务申请，10-15个工作日内根据客户的临床病情需要，安排床位/手术。

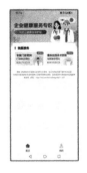 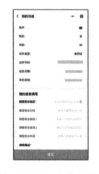 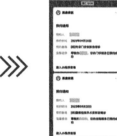

"首页-就医绿通"
选择需要的就医服务
根据指引点击页面下
方的"立即申请"

填写预约相关信息并提交
预约申请。提交后平台将
在8小时内，与用户做后
续沟通确认服务需求

预约成功后，平台向
用户发送相关信息。
点击"服务记录"查
看预约状态

图5-17　"颐港通"平台就医绿通服务

（2）服务标准的执行。

建立服务标准的目的是规范业务的工作流程，实现"颐港通"智慧医康养平台的愿景。平台通过执行严格的服务标准和考评机制，实现服务质量和效率的持续改进，确保每一位用户都能够享受到高品质的医康养服务。"颐港通"平台服务标准如表5-3所示。

表5-3　　　　　　　"颐港通"平台服务标准

序号	服务形式	服务项目	服务内容	服务方式
1	线上问诊服务	图文咨询	常见病、多发病，在线图文咨询服务	（1）服务时间：7×24小时； （2）单次服务12小时内有效
		语音咨询	常见病、多发病，在线语音咨询服务	（1）服务时间：7×24小时； （2）单次服务时长不超过20分钟

续表

序号	服务形式	服务项目	服务内容	服务方式
1	线上问诊服务	视频咨询	常见病、多发病,在线视频咨询服务	(1)服务时间:7×12小时; (2)单次服务时长不超过20分钟
		用药咨询	互联网用药咨询服务	用药咨询服务时间:7×12小时
2	线上健康管理服务	慢病管理	健康数据实时监测与预警,用药提醒,医学科普、保健直播智能推送	(1)建立用户健康档案; (2)提供健康数据实时预警和健康数据分析报告; (3)接入多种智能设备(血压计/血糖仪等)
3	就医绿通服务	门诊含陪诊	预约2次不限疾病,天津、北京三甲医院权威专家门诊含陪诊	安排预约三甲医院权威专家门诊,需求明确后1-5个工作日安排
		重疾住院手术安排含陪诊	预约1次全国三甲医院权威专家(副主任及以上)重疾住院手术安排含陪诊服务	客户罹患重疾时提出服务申请,10-15个工作日内根据客户的临床病情需要,安排床位/手术
4	养老服务标准	居家养老	家政保洁、日常供餐、上门维修、代购跑腿、居家照护、医护到家、体检中心、药品配送、中医理疗、康复辅具	根据不同服务内容确定相应服务标准,按时提供上门服务
		社区养老	社区日间照料、日常餐饮、精神文化活动	根据社区养老服务中心服务管理制度执行
		机构养老	入住登记、健康管理、日常护理、运动饮食、外出管理、退住管理等	按照养老机构服务管理制度执行

5.3.3　管理制度

　　"颐港通"平台制定了涵盖组织架构、人员管理、个人隐私保护、服务质量管理等多个方面管理制度,以实现平台有序、安全、可持续发展。这些管理制度共同构成了一个系统完备、有机衔接的运营管理框架，确保了平台在医康养服务的协同。

（1）医疗服务运营管理制度。

该制度明确了医疗服务团队的职责、工作流程以及与其他团队的协同机制，涉及诊疗、药物管理、远程医疗等方面。

（2）医疗服务考核制度。

该制度规定了医疗服务质量的评价体系和考核机制，通过定期的绩效评估，确保医疗团队达到专业水准。

（3）医疗业务规范制度。

该制度明确了线上和线下的医疗服务规范，包括医疗记录的管理、患者信息的保密处理、医疗操作的规范等，旨在确保医疗服务的合法性、规范性和安全性。

（4）健康管理运营管理制度。

该制度涵盖了健康管理团队的组织结构、工作职责，以及服务流程，确保健康管理服务的个性化、全面性，以满足用户的健康管理需求。

（5）养老服务运营制度。

该制度明确了养老服务团队的职责、服务标准以及与医疗服务的协同规则。

5.4 "颐港通"运营评价与推广

5.4.1 运营成效及痛点

"颐港通"智慧医康养模式目前已覆盖河北港口集团3万名在职及退休职工，拓展了5万名社会用户，为"颐港通"模式在城市级应用的复制与推广奠定了扎实的基础。但是，在向社会化、市场化推广过程中，还存在一些痛点问题。

（1）政策与标准执行问题。

尽管国家已经出台了一系列有关养老服务、医养结合、老年健康服务的政策及标准，但在实际执行过程中，由于医康养融合业务开展涉及跨部门、跨领域，存在数据来源分散、数据标准不统一、业务协同程度低等问题，以数据共享和部门协同为基础的医康养融合模式在城市级市场化应用还面临着不少困难和挑战。

（2）受众接受度问题。

目前，该模式受众中70周岁及以上老年人由于经济条件、传统观念以及数字鸿沟的影响，对接受新的智慧医康养模式存在障碍，这在一定程度上影响了该模式在这一群体中商业模式的推广。但随着社会和经济的发展和相关培训教育的普及，这一现象正在逐步改善。

（3）线上支付问题。

互联网+医疗服务流程中的线上医保支付，以及针对失能老年人的长期护理保险支付，各地在政策执行上存在差异。南方省市如深圳、上海、杭州等的执行效果明显优于北方省份，这直接影响到老年人购买智慧医康养服务的积极性和普惠性。

5.4.2　扩大社会用户规模

"颐港通"平台在实现常态化服务集团职工，进一步完善服务功能的基础上，将首先在秦皇岛市扩大社会用户规模，开展城市级应用探索。先行开展了以下服务：

第一，为秦皇岛市居民提供互联网在线诊疗、在线购药和配送、医护到家等线上线下相结合的专业医疗服务。

第二，依托港口医院家庭医生服务团队和社区卫生服务中心，结合便携式智能血压、血糖、心电、手环等穿戴式监测设备的应用，向秦皇岛市居民提供健康动态监测与预警、个性化健康管理、慢病管理等线上线下结合的健康管理服务。

第三，在老年人居家养老场景中，应用智能设备进行适老化改造，为老年人的日常行动和生活提供辅助监护管理。

未来将不断聚焦社会大众需求，整合各类参与主体，提升医康养资源配置效率，扩大产品和服务的市场规模，带动秦皇岛市生命健康产业的发展。

5.4.3　区域复制推广

从目前运营情况看，"颐港通"平台已经具备了在城市级推广复制的基本条件，有条件的城市可以在此模式基础上，结合自身条件和产业基础，按照"政府出政策、企业供服务、居民享康养、产业可拓展"的思路，搭建政府、企业、居民多方参与的城市级智慧医康养平台，打造有自身特色的智慧医康养产业发展模式。智慧医康养产业联盟如图5-18所示。

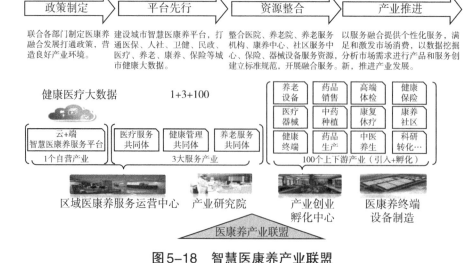

图5-18　智慧医康养产业联盟

　　针对该模式在城市级的复制推广，在政府层面重点需要做好三件事：

　　第一，组建高规格的智慧医康养发展领导小组，制定适合城市发展的智慧医康养发展规划和实施方案。

　　第二，推动卫健、民政、医保等部门面向市民（尤其是老年人）医疗健康养老业务的互联互通和信息共享，支持面向老年人的长期护理保险、医保支付、家庭养老床位等在线支付功能。

　　第三，出台鼓励扶持政策，支持互联网医院、互联网养老服务平台企业、智慧医康养服务和产品制造供应商的发展；搭建多方参与的医康养产业联盟，实现医疗健康养老资源的有效衔接，培育城市医康养产业生态。

第6章　前景与未来：智慧医康养产业展望

随着人口老龄化的加速和信息、医疗技术的飞速发展，智慧医疗康复、健康管理与养老服务的融合发展已经成为日益突出的社会课题，政府在推动保障上积极出台政策，企业在产品和服务上持续创新，智慧医康养产业已逐渐成为社会投资的热点，展现出蓬勃发展的态势。

6.1　智慧医康养模式的创新方向

有效的政府政策支持、健全的法律法规框架以及先进的技术应用是实现智慧医康养融合发展的重要驱动力。在政府管理、法律法规、技术应用三个方面的创新是智慧医康养可持续发展的重要保障。

6.1.1　政府管理创新

（1）推动建立跨部门协作机制。

有效的跨部门协作对于智慧医疗与养老服务的融合发展至关重要。建议政府建立一个多部门联合工作组，其中包括医疗卫生、民政、社保、信息化和财政等部门。工作组的主要职责是确保各部门间的政策和行动协调一致，促进资源共享和信息流通。例如，通过实现部门间数据共享，进一步在个人授权下实现与服务企业的数据打通，可以更有效地监测和响应老年人的健康和养老需求。此外，跨部门协作也有

164

助于制定统一的标准和规范，从而提高服务质量和效率。

（2）推行公私合作模式（PPP）。

公私合作模式（PPP）是推动智慧医康养服务融合的另一关键策略。政府可以通过与私营部门的合作，激励和吸引更多的投资进入智慧医疗和养老服务领域。例如，政府可以提供税收优惠和资金支持，鼓励私营企业开发新的智慧医康养技术和服务模式。同时，政府还可以通过制定合适的政策框架和监管机制，确保服务的质量和可持续性。通过PPP模式，不仅可以提高服务的创新性和多样性，还可以缓解政府的财政压力。

（3）政策执行和监督。

为了确保新政策的有效实施，建议政府建立一个包括政策制定者、服务提供者和用户代表的监督小组，这个小组的任务是定期评估政策的执行情况，包括服务质量、成本效益和用户满意度。此外，政府还应利用现代信息技术，如数据分析和云计算，来监控和评估服务的提供和效果。通过这种方式，可以及时发现和解决问题，确保政策目标的实现。

通过建立跨部门协作机制、实施公私合作模式，以及强化政策执行和监督，政府可以有效推动智慧医疗与养老服务的融合发展。这些创新政策建议旨在提升服务效率和质量，同时确保服务的公平性和可持续性。

6.1.2　法律法规创新

智慧医康养服务的快速发展对现有法律法规体系提出了新的挑战。现行法律框架在智慧医疗和养老服务方面显示出一定的局限性，特别是在数据保护、隐私权和服务标准等方面。例如，对于最新的人工智能驱动的诊疗工具，现有法律可能无法明确其法律责任和监管要求。

因此，为了更好地适应这些领域的快速发展，亟需对现有法律进行审视和更新，以确保法律的适应性和有效性。

（1）数据和隐私保护。

在智慧医康养服务领域，个人健康信息的保护至关重要。建议制定更加严格和详尽的数据保护法规，明确规定数据收集、存储、处理和共享的标准和限制，监督和审查数据处理活动，确保合规性和透明度。例如欧盟的通用数据保护条例（GDPR）强调了数据主体的权利，规定了知情同意、数据访问和数据删除的权利。

（2）服务标准和质量控制。

针对智慧医疗设备、养老产品和服务的质量控制，建议制定一系列具体、可操作的服务标准。这些标准应涵盖设备的安全性、服务的响应时间、服务质量等方面。例如，可以设立定期审查和认证制度，确保所有智慧医疗设备和服务达到国家标准。此外，应推动建立用户反馈和投诉机制，及时收集用户反馈，不断优化服务质量。

（3）促进技术创新和合规性。

法规改革应既鼓励技术应用和创新，又确保公众利益和安全。建议制定激励政策，支持研发新技术和服务模式，如提供税收优惠、研发补贴等。同时，需要确保新技术和服务在推广前经过严格的安全和效果评估。此外，建议建立技术伦理委员会，评估新技术可能带来的伦理和社会影响，确保技术发展符合伦理和法律标准。

6.1.3 技术应用创新

（1）人工智能与机器学习。

在智慧医康养产业中，人工智能（AI）和机器学习将继续是重点研究方向。通过AI进行精准医疗和疾病诊断，开发智能护理机器人用以辅助日常生活，以及利用机器学习技术进行健康数据分析和预测性健康管理。在养老机器人研发方面，应关注人工智能（AI）技术在家庭环境中的应用，重点定制研发智能导航、医疗监测、情感陪伴等功能的家庭养老机器人，以提供更好的健康预警、家庭护理、紧急响应等，支持老年人的生活。

（2）物联网（IoT）应用。

在养老产业中，物联网技术的应用有巨大的潜力，包括开发智能家居系统以提高老年人的居住安全和舒适度、使用穿戴设备进行健康监测，以及通过传感器和联网设备实现环境自动化调节。

应用柔性电子技术研发的无感可穿戴设备，实现可穿戴设备"芯片模组＋智能算法＋柔性封装"的集成，将可穿戴设备应用于医疗健康、智慧养老、运动训练等各类专业场景，为终端用户提供精准、可靠、舒适的医疗健康管理服务与体验。

（3）大数据分析及大模型应用。

大数据在智慧医康养产业中的应用将聚焦于健康数据的收集、分析和应用。通过分析大量的健康数据，可以更好地理解老年人的健康需求、预测疾病风险，并为医疗提供者提供决策支持。

利用医疗大模型在早期发现患者潜在的重大疾病问题，通过分析大规模的医疗健康数据，包括生理指标、基因信息、遗传背景、生活方式、饮食习惯等，以评估个体患病的潜在风险。为患者提供早期预警，促使采取适当的生活方式和预防措施，降低患病风险。

（4）虚拟现实和增强现实技术。

虚拟现实（VR）和增强现实（AR）技术在养老服务中的应用，重点研究用于认知训练和心理健康干预的虚拟环境、提供模拟社交交互的平台，以及用于身体康复训练的交互式系统等。

利用VR模拟虚拟康复环境，鼓励患者积极参与康复活动，提供认知训练的虚拟场景，支持认知康复。利用AR技术提供老年人的实时健康信息，帮助监测和管理其健康状况。

（5）生物技术与医药研发。

在智慧医康养领域，生物技术和医药研发的重点将包括开发针对老年性疾病的新药物、利用基因编辑和再生医学技术进行疾病治疗，以及研究延缓衰老和提高生命质量的方法。

未来，这些技术方向不仅将驱动智慧医康养产业的发展，还将为老年人带来更加安全、健康和舒适的生活体验。随着技术的不断进步和创新应用，智慧医康养产业有望在提高老年人福祉方面发挥更加关键的作用。

6.2 智慧医康养产业的发展趋势

智慧医康养产业的发展，关系到老年人的健康和福祉，也是全社会可持续发展的重要组成部分。随着科技的进步，尤其是信息技术和智能化技术的发展，这一产业正迅速演变。养老服务的普惠化、养老产品的智能化和养老产业的生态化这三个关键领域是推动产业持续创新和发展的动力，对老年人的生活质量产生直接影响，它们的融合和协同发展将是推动该产业向更高效、更人性化和更可持续方向发展的关键。

6.2.1 养老服务普惠化

养老服务普惠化是解决老龄化社会问题的关键。随着医疗保健需求的增长和资源的有限性，普惠化养老服务成为确保所有老年人都能获得必要护理和支持的基石。养老服务普惠化的核心目标是确保所有老年人，不论其经济、社会或文化背景，都能获得基本且质量合格的养老服务。养老服务普惠化要求社会各界的共同努力和参与，通过政策制定、资金投入、技术革新和社会动员等多种途径，为老年人创造一个更加健康、活跃和有尊严的生活环境。

（1）现状与挑战。

在资源分配方面，欠发达地区由于经济制约和基础设施的匮乏，难以提供广泛且高质量的养老服务。而在发达地区，尽管养老服务体系更为完善，但老年人口的迅速增长也给现有的养老服务体系带来了压力，尤其是在资金和人力资源方面。此外，针对患有慢性疾病或障碍的老年特殊群体的服务供给尤为不足。

服务质量的差异亦是一个不可忽视的问题。尽管一些地区的养老服务覆盖面较广，但其服务的质量和有效性却难以保证。例如，基本的日常护理和医疗服务或许可以得到满足，但在提供个性化和综合性的护理方面却显得捉襟见肘。此外，养老服务人员的培训和专业水平在不同地区间存在巨大差异，这直接影响着服务质量。

政策执行中的障碍也是普惠化养老服务所面临的重大挑战。一些政策在制定时可能未能深入理解老年人的实际需求，或是在执行过程中由于资金、管理和监督的不足而难以达到预期效果。同时，公众对于养老服务的认知和期望也可能与实际政策有所出入，导致服务供需之间的错位。

（2）实施策略。

为了实现养老服务的普惠化，需要采取一系列综合性策略，这些策略涉及政策支持、资金投入、技术创新和社会参与等多个方面。

①政策支持与立法。政策支持是推动养老服务普惠化的基石，政府需要制定明确的法规和政策，确保养老服务覆盖所有老年人，特别是弱势群体，这包括提供充足的公共资金，确保养老服务的可负担性和高质量，并制定相应的监管机制以保证服务标准。例如，可以设立养老服务基金，专门用于支持普惠化养老服务项目，或通过税收优惠

等措施鼓励私营部门和非营利组织参与养老服务提供。

②资金投入与资源分配。资金是实现养老服务普惠化的关键要素，有效的资源分配和资金管理对于提高服务质量和覆盖范围至关重要。除了政府的直接投入外，还可以通过公私合作模式（PPP）吸引私人投资参与养老服务的建设和运营。同时，为了确保资金的有效利用，应建立透明和高效的监督体系，确保每一笔投资都能产生最大的社会效益。

③技术创新与应用。随着科技的发展，技术创新成为推动养老服务普惠化的重要手段。利用物联网、人工智能和大数据分析等智能技术，可以提高养老服务的效率和质量。例如，远程医疗服务可以为居住在偏远地区的老年人提供便捷的医疗咨询和健康监测；智能家居系统能够帮助老年人更好地管理日常生活，提高其自理能力；数据分析可以用于优化资源分配和服务提供，确保养老服务更加精准地满足老年人的需求。

④社会参与与公众意识提升。社会参与在实现养老服务普惠化中扮演着关键角色，提升公众对老龄化问题的意识和理解，可以促进社会各界对养老服务的支持和参与。志愿服务、社区活动和公民教育都是提升公众参与度的有效途径。此外，激励和支持家庭、社区以及非政府组织在养老服务中的作用，可以帮助构建更加全面和多元的养老服务体系。

（3）对产业的影响。

养老服务普惠化对智慧医康养产业的未来发展具有深远影响，不仅改变了服务需求的结构和特征，也推动了技术创新和新业务模式的发展。

①服务需求的变化。普惠化养老服务的推广意味着对服务覆盖范围和质量的提升需求增加，随着普惠化的推进，更多的老年人将获得

养老服务，这导致对个性化和高质量服务的需求增长。智慧医康养产业需应对这种需求变化，提供更加多样化和定制化的服务。

②技术创新的驱动。为了满足更广泛的服务需求，同时保持服务的高效性和可负担性，产业内部需要引入更多创新技术，如人工智能、大数据分析、物联网和云计算等，这些技术可以用于优化资源分配、提高服务效率和质量。

③新业务模式的催生。为了适应不断变化的市场需求和技术环境，智慧医康养产业开始探索更加灵活和创新的商业模式。例如，跨界合作成为一种趋势，医疗、科技、金融等不同行业的企业合作，共同开发综合性的养老服务解决方案。此外，服务的定制模式、个性化服务包和基于云计算的服务平台等新模式也逐渐兴起。这些新模式不仅提高了服务的可及性和灵活性，也为产业带来了新的增长点。

随着普惠化进程的深入，预计智慧医康养产业将迎来更加多元化和动态的发展景象。养老服务的普惠化是一个长期而复杂的过程，通过不断探索和创新，我们有望构建一个更加包容和高效的养老服务体系，从而更好地应对老龄化社会的挑战。

6.2.2　养老产品智能化

养老产品的智能化是智慧医康养产业的一个重要组成部分。智能技术，如物联网、人工智能和大数据的应用，不仅提高了产品的功能性，还增强了对老年人具体需求的响应能力。

（1）对用户的影响。

智能化养老产品的发展和普及，对老年用户的生活产生了深远的影响。

①提高生活质量。智能化养老产品通过提供便利和个性化的服务，显著提高了老年人的生活质量。例如，智能家居系统可以自动调节室

内温度、照明和安全设置，使老年人的居住环境更加舒适和安全。

②增强自理能力。智能化养老产品在很大程度上增强了老年人的自理能力。例如，智能药盒可以帮助老年人准确无误地管理复杂的用药计划，减少服药错误的风险；智能穿戴设备的提醒功能能够协助老年人遵守日常健康习惯，如定时运动和服药。

③降低健康风险。智能化产品对老年人健康管理的影响尤为显著，它们有助于及早发现健康问题并采取预防措施。例如，通过持续监测心率和睡眠模式，智能手表可以及时发现心律不齐或睡眠障碍的迹象，并提醒用户就医。

④改善心理状态。智能化养老产品还对老年人的心理状态产生了正面影响，由于这些产品提高了生活的便利性和安全感，老年人往往感到更加安心和舒适。对于许多独居的老年人来说，知道在遇到紧急情况时能够快速获得帮助，可以显著减少孤独感和焦虑。

（2）市场趋势。

随着人口老龄化的加剧和技术的不断发展，智能化养老产品市场呈现出明显的增长趋势，智能健康监测设备、智能家居、远程医疗服务等领域对智能化养老产品的需求显著增长。技术融合使产品能够更好地适应老年人的具体需求，提供定制化的健康管理和生活辅助服务，市场上将出现越来越多针对特定健康问题或生活需求的多样化产品。

①技术创新。随着技术的持续进步，我们将看到更多创新的智能化养老产品出现，这些产品将更加精准地监测健康状况，提供更加个性化的服务，并更好地融入用户的日常生活。

②市场细分。随着对老年人健康和生活需求的深入了解，市场将出现更多针对特定需求和条件的定制化产品，这种细分化将使产品更贴合不同用户群体的具体需求。

③政策和监管不断完善。随着智能化养老产品的普及，预计将有更多针对这一领域的政策和监管措施出台，以确保产品的安全性和有效性。

未来，智能化养老产品市场将继续增长，产品将趋向更高的技术集成度和用户友好性方向发展。据预测，2027年我国家庭智能机器人市场规模将达到3000亿元。

6.2.3　养老产业生态化

养老产业的生态化是促进产业可持续发展的重要途径。通过构建一个跨领域、多元化的合作网络，促进资源共享和创新思维，养老产业能够更好地适应市场变化和社会需求，生态化策略为智慧医康养产业提供更广泛的发展机遇和更强的竞争力。

（1）未来趋势。

养老产业生态化的未来发展将更加注重技术创新、跨界合作、政策和监管的适应性，以及可持续性和社会责任。

①技术驱动的创新服务模式。利用大数据和人工智能技术，未来的养老服务可以提供更加个性化的健康管理方案，包括定制化的饮食计划、运动建议和医疗照护。随着物联网和智能家居技术的发展，养老住宅将越来越多地采用自动化和智能化设施，以提高老年人的居住舒适度和安全性。

②跨界合作的持续深化。医疗保健和科技行业的合作将进一步加深，如医疗机构与科技公司联手开发远程诊疗服务和健康监测设备；社区服务和商业模式将更加多样化，包括社区内的综合养老中心、在线社交平台，以及针对老年人的休闲和教育活动。

③政策和监管环境的适应性变化。政府将出台更多支持养老产业发展的政策，包括税收优惠、资金补贴和监管框架的完善。随着养老

产业生态化的深入发展，行业标准和质量控制将成为重点，以保障服务质量和老年人的权益。

④可持续性与社会责任。可持续性将成为养老产业发展的核心要素，包括环境友好的住宅设计、节能减排的运营模式和社会责任的强化。社会对养老问题的关注度将继续提升，公众参与和志愿服务在养老产业中的作用将更加显著。

（2）意义与举措。

养老产业生态化是未来养老产业的重要发展方向之一，它通过构建完整的养老产业链，整合各种资源，提供全方位的养老服务，形成一个良性的生态系统。在这个生态系统中，各种服务机构和相关企业之间相互协作、互利共赢，共同满足老年人的多样化需求，提高老年人的生活质量和幸福感。

①提高服务质量和效率。通过整合资源、优化配置，养老产业生态化能够提高服务质量和效率，为老年人提供更加专业、个性化的服务。

②降低成本。通过规模化经营、集中采购等方式，养老产业生态化能够降低单个老人的服务成本，同时提高整个产业链的运营效率。

③促进创新。养老产业生态化能够促进各种新技术、新模式的创新和应用，推动整个产业的升级和发展。

④增强老年人的归属感和幸福感。通过全方位的服务和管理，养老产业生态化能够增强老年人的归属感和幸福感，使他们能够享受更好的晚年生活。

⑤促进社会和谐。养老产业生态化能够为老年人提供更好的服务，同时也为年轻人解决了后顾之忧，有助于促进家庭和睦、社会和谐。

为了实现养老产业生态化，需要采取一系列措施，包括加强政策支持、推动科技创新、加强人才培养、促进产业协作等。同时，也需要各方的共同努力和参与，包括政府、企业、社会组织等，共同推动养老产业的可持续发展。

总之，智慧医康养产业的发展是应对全球人口老龄化挑战的重要策略。通过不断的创新和改进，这一产业有望为老年人带来更高质量的生活，同时为社会整体的可持续发展做出贡献。

参考文献

［1］中国老年学和老年医学学会.最新全国人口数据出炉［Z/OL］.学会之声微信公众号，2024-01-17.

［2］国家卫生健康委员会.国家卫生健康委员会2022年9月20日新闻发布会文字实录［EB/OL］，2022-09-20.

［3］泽平宏观.中国老龄化研究报告2022［EB/OL］，2022-09-28.

［4］金中智慧软件工厂.我国人口老龄化的5个显著特点［EB/OL］.搜狐号，https：//www.sohu.com/a/748921296_120815216，2024-01-02.

［5］贺雅楠.我国近2亿老人存在这种"问题"［EB/OL］.宝鸡新闻网，http：//www.baojinews.com/life/2023/0727/112845.html，2023-07-27.

［6］中国互联网络信息中心.第49次中国互联网络发展状况统计报告［EB/OL］，2022-02-25.

［7］国家药监局.2023医疗器械蓝皮书［M］.社会科学文献出版社，2023.

［8］党俊武，王莉莉.中国老龄产业发展报告（2021-2022）［M］.社会科学文献出版社，2023.

［9］世界卫生组织.关于老龄化与健康的全球报告［EB/OL］，2015.

［10］中国社会福利与养老服务协会.发达国家是如何做养老的［EB/OL］.搜狐号，https：//www.sohu.com/a/214390667_100022076，2018-01-03.

〔11〕左美云.智慧养老〔M〕.清华大学出版社，2018.

〔12〕养老所依.智慧养老：现状、实践、问题与反思〔EB/OL〕，2024.

〔13〕黄勇.智慧养老〔M〕.中国社会出版社，2016.

〔14〕Krisa Tailor.The Patient Revolution〔M〕.机械工业出版社，2016.

〔15〕吴兴海，杨家诚等.互联网+大健康〔M〕.人民邮电出版社，2017.

〔16〕郭源生，吕晶等.智慧医疗〔M〕.电子工业出版社，2020.

〔17〕Peter Lee，Carey Goldberg，Isaac Kohane.The AI Revolution in Medicine GPT-4 and Beyond〔M〕.浙江科学技术出版社，2023.

〔18〕左美云，杜鹏.智慧医养〔M〕.中国人民大学出版社，2023.

后 记

随着我国社会进步和经济发展，老年人多元化、差异化、个性化的需求正变得越来越旺盛和迫切。本书成稿之际，国务院办公厅印发了《关于发展银发经济增进老年人福祉的意见》，推动实施积极应对人口老龄化国家战略。这其中蕴含着巨大的发展机遇。充分运用数字技术赋能银发经济、培育壮大智慧健康养老产业正当其时。随着大数据、人工智能等先进技术在医疗健康、养老领域的快速迭代和应用普及，河北港口集团的"颐港通"智慧医康养模式也应运而生。

基于"颐港通"智慧医康养平台的实践，本书提出了虚拟养老社区的概念，通过发挥平台的信息互通、服务融合作用，突破传统养老模式的时间和空间的限制，为分散居住的老年人提供医疗健康、生活照料及其他日常生活支持等全方位服务，同时通过虚拟社区内的线上线下互动交流，解决独居老年人的孤独感。这种新型的养老服务模式，为老年人异地养老、旅居养老提供了一种新的思路。

当前，北京市正在按照"政府引导、市场运作、合作共建、同质同标"的原则，推动本市优质养老资源向环京地区延伸布局，以"异地养老，租赁置换"的方式，为老年人异地养老、回乡养老提供更多选择。对此，河北省积极推动养老资源的开发利用和养老服务的协同配套，着力建设京畿福地、老有颐养的乐享河北，推进县乡村三级养老服务网络建设，积极吸引北京老年人来冀养老。本书提供的智慧医康养虚拟养老社区解决方案，期望能够为京冀养老服务协同化发展贡献一份力量。

通过近年来的应用实践，我们深刻感受到了智慧医疗、健康管理和养老服务融合发展对于满足老年人群需求不断增长的重要性，不同年龄段、不同健康状况、不同收入水平的老年人对于养老服务需求的差异性，清醒地认识到了这些领域所面临的挑战和机遇。这需要方方面面从制度、技术、模式等入手不断创新，进一步推动医康养资源整合，提高我国养老服务质量和水平。

在本书的撰写过程中，吸收采用了许多河北港口集团医康养工作专班创新性的工作思路和成果。这个专班由河北数港科技有限公司、港口医院、离退和社保管理中心等主要负责人和相关人员组成，他们在"颐港通"智慧医康养平台的规划建设和实施运营中充满了工作激情并付出了艰辛劳动。在此，对工作专班的同事们表示敬意！对在本书写作和出版中给予大力支持的家人和朋友们表示感谢！

李冠军

2024年1月于秦皇岛